_____ 에게 드림

4대 만성병 자연치유 교과서

4대 만성병 자연치유 교과서

초판 2쇄 발행   2021년 4월 2일

지은이   조병식
펴낸이   변선욱
펴낸곳   왕의서재
마케팅   변창욱
디자인   꿈지락

출판등록   2008년 7월 25일 제313-2008-120호
주소   경기도 고양시 일산서구 일현로 97-11 두산위브더제니스 107-3803
전화   070-7817-8004
팩스   0303-3130-3011
이메일   latentman75@gmail.com
블로그   blog.naver.com/kinglib

ISBN   979·11·86615·42·3   13510

책값은 표지 뒤쪽에 있습니다.
파본은 구입하신 서점에서 교환해드립니다.

이 도서의 국립중앙도서관 출판예정도서목록(CIP)은 서지정보유통지원시스템
홈페이지(http://seoji.nl.go.kr)와 국가자료공동목록시스템(http://www.nl.go.kr/
kolisnet)에서 이용하실 수 있습니다.
· CIP제어번호: CIP2019026754

4대 만성병 자연치유 교과서

조병식 지음

대사질환, 만성신부전증, 자가면역질환, 암

1,600만 만성질환자를 위한 우리 집 주치의

오늘도 고통받고 있는 많은 만성질환 환자에게 놓쳐서는 안 될 희소식 하나가 날아왔습니다. 자연치유 의료 하나만을 고집스럽게 펼친 조병식 자연의원 원장이 지난 15년간 얻은 성과를 한 권의 책에 담았습니다. 만성질환의 자연치유 가이드로서 4대 난치성 만성질환을 각각 다루고 있는 점이 눈에 띕니다.

의사로서 끊임없는 연구와 임상 사례를 통해 신뢰감을 더욱더 높이고자 애쓴 흔적이 녹아 있습니다. 바야흐로 자연치유로 불리는 대체통합의학, 자연의학이 편견을 넘어 의학의 경계 안으로 편입될 날이 머지않았음을 봅니다.

저자의 지적대로 만성질환은 의학 기술의 발전을 비웃기라도 하듯 날로 늘어나고 있습니다. 현대의학의 성과가 폄훼되거나 경시되는 일도 옳지 않지만, 그렇다고 현대의학만이 전부라고 자만하는 것도 현명하진 않습니다. 우리는 이 둘 사이에서 균형 잡힌 태도를 취하고 실천에 옮겨야 할 어려운 숙제를 떠안았다고 봐야 합니다.

이 책의 가치는 어느 쪽에도 치우치지 않는 데 있습니다. 저자는 오롯이 환자만을 보고 현대의학과 자연치유를 적절하고 조화롭게 병행합니다. 백가쟁명식 대체의료 시장에서 절실한 덕목이며, 병원에서도 갖춰야 할 태도라고 봅니다. 이에 관해서는 저자가 쓴 1부의 2장을 눈여겨보면 좋겠습니다. 자연치유 시 반드시 점검해야 할 항목을 일러주고 있습니다.

이 책의 백미라면 자연치유의 절대 기준이라 할 10가지 가이드와 난치성 만성질환을 질환별로 나눠 자연치유 하는 방법일 것입니다. 만성질환의 주범이라 할 대사질환부터 만성신부전증, 자가면역질환, 암까지 원인을 파헤쳐 근본을 치유하는 과정을 무척 상세히 다루고 있습니다. 몸을 바꾸면 늘어나기만 하는 약을 끊고 충분히 치유될 수 있다는 메시지가 천만 명에 육박하는 만성질환자에게 닿기를 희망합니다.

- 힐리언스 선마을 촌장, 이시형

난세의 자연치유에 답하다

새 책 출판을 위해 출판사 대표와 만난 자리에서 '의료 노예', '치료 결정 장애 사회'라는 얘기가 나왔다. 여기엔 두 가지 결이 다른 현상이 놓여 있다. 하나는 의료, 과학 정보가 전과 비교할 수 없을 정도로 늘어나 많은 사람이 준전문가 수준의 지식을 습득하고 있다는 것. 또 하나는 그저 병원만 의지해서 시키는 대로 하다가 병이 더 악화하거나 낫지 않는 환자들이 늘고, 의료 정보의 범람, 쇼 닥터의 등장, 영리수단이 된 병원과 의사 탓에 의료 전반에 신뢰가 추락하고 있다는 것이다. 결국, 환자들이 어떤 치료를 해야 할지 잘 결정하지 못한다는 얘기다. 의사 말을 더는 듣지 않고, 자가치료를 시도하는 사람들이 꾸준히 늘고 있다는 점도 눈에 띈다고 했다.

필자는 '자기 주도 치유'를 권장해온 한 사람으로서 이를 나쁘게만 받아들이지 않는다. 현대사회는 생명과 건강을 그 누구도 결정하거나 책임져주지 않기 때문이다. '자기 주도 치유'는 '자연치유'와 일맥상통한다.

그런데 어두운 그림자가 있다. '자연치유'를 제대로 알지 못하고 자가치유를 하다가 병이 더 악화하는 안타까운 경우들이다. 이런 일들을 비교적 자주 접하면서 그들에게 자연치유에 관한 가이드를 드려야겠다고 다짐해왔다.

또 《암은 자연치유 된다》, 《만성신부전증은 자연치유 된다》를 출판한 지 2~3년이 지났고, 자연의학·통합의학을 하겠다고 산에 들어온 지 15년이 되어 그동안의 임상경험을 종합, 정리하는 한편 연구를 통해 한층 진보한 내용을 알릴 필요도 있었다.

암과 관련해서는 '암 치료의 새로운 전략과 자연치유법'으로 유전자 의학 시대에 '유전자분화요법'과 필자의 '자연치유법'을 보강하고 종합해 정리했으며, 만성신부전증은 이전보다 6배나 많은 환우를 대상으로 데이터를 내고 치유 기전에 관한 논문을 인용해 과학적인 근거를 보강했다.

2020년대를 향해 가는 세계는 눈 뜨면 달라져 있는데, 자연의학이라고 다를까? 자연치유가 더는 옛날에 하던 민간요법이 아니고 식이·해독요법에만 그치는 치유법도 아니다. 자연치유는 이제 과학성이 부여된 "닥터 자연치유"로 불려야 옳다.

필자는 자연의학, 통합의학을 하는 15년 동안 숱한 우여곡절과 고난 속에서도 꿋꿋이 자리를 지켜냈다. 이 '지켜냈다'라는 표현은 우리나라에서 의사가 대체의학, 그중에서도 자연의학을 한다는 것이 그만큼 힘들고 고단하다는 의미다.

초기에 필자가 부닥친 도전은 "자연치유는 비과학적이다."라는 주장이었다. 자연치유는 과학이라는 것을 증명하려고 《조병식의 자연치유 1, 2》를, 대사질환에 관한 자연치유법은 《약을 버리고 몸을 바꿔라》로, 만성질환 중에서도 가장 심각한 질병인 암과 만성신부전증은 치유 가능성과 희망을 보여드리기 위해, 《암은 자연치유 된다》, 《만성신부전증은 자연치유 된다》를 출판했다.

그 이후로 2년이라는 세월이 더 흘러, 필자의 자연치유법은 더욱 과학화하고 더 많은 임상 사례가 더해졌다. '자연치유아카데미'는 더 많은 만성병, 난치병 환우들에게 희망의 학교가 되어 가고 있다.

이 자연치유법이라는 '무기'를 잘 활용하면, 대사질환뿐 아니라 암, 만성신부전증, 그리고 자가면역질환 같은 난치병도 다스릴 수 있다. 당장 질병이 없는 사람들도 이 무기는 필요하다. 질병은 아니지만 건강하지 못한 반(半) 건강인, 미병(未病) 상태인 사람들이 많고, 이들은 잠재적인 만성질환자이기 때문이다.

필자는 이 책으로 많은 사람이 자기 생명과 건강의 주인이 되어 스스로 치유하고 관리하며, 가족들과 주변 사람들에게도 건강 전도사가 될 수 있기를 바란다.

'자연치유아카데미'와 '자연의원'이 한국의 자연치유 메카로서 자기 역할을 계속해 나갈 것을 약속드리며, 필자의 연구와 식품회사 설립을 물심양면으로 지원해주신 환우들과 치유공동체를 함께 꾸리고 있는 자연마을 식구들에게 뜨거운 감사와 사랑의 마음을 전한다.

2019년 5월 평화로운 자연마을에서

조병식 씀

차례

1부 | 자연치유의 개념을 뒤엎는다

1장 현대의학과 자연의학

2장 자연치유를 시작하기 전 반드시 점검해야 할 8가지

3장   10가지 자연치유 비결

2부 | 질환별 자연치유

1장   만병의 근원, 대사질환

2장 당뇨병의 자연치유

3장 고혈압의 자연치유

4장 만성신부전증의 자연치유

5장　자가면역질환의 자연치유

6장　만병의 제왕, 암의 자연치유

Contents

1

자연치유의 개념을 뒤엎는다

1

현대의학과
자연의학

왜 현대의학은 만성질환을
치료하지 못하는가?

　자연치유아카데미에서 하는 모든 치유법은 원인 치료로서 자연치유력을 회복하게 한다. '자연치유력의 회복' 이것이 필자가 산으로 들어간 가장 강력한 이유다. 필자는 의과대학을 졸업하고 부산에서 15년 동안 의사 생활을 하다가 산으로 들어갔는데, "현대의학은 발전하는데 왜 만성질환자는 늘기만 하고 치료되지 않은 채 약 가지 수만 늘어날까?"라는 의구심이 끊임없이 고개를 들었다.

　필자가 배운 치료법으로 환우들에게 처방하고 치료해도 이 문제는 해결되지 않았다. 이 책을 읽는 여러분들도 처음에는 병·의원을 찾아 진료와 약을 처방받았을 것이다. 그런데도 약 가지 수만 늘어나다, 결국 합병증이 생겨 더 고생하게 된 경험이 있으리라.

자연치유아카데미에는 암 캠프와 만성질환 캠프가 있는데, 암 이외 만성질환자들이 참가하는 만성질환 캠프에 오는 분들의 60~70%는 만성신부전증이고, 나머지는 자가면역질환, 간경화, 고혈압, 당뇨 합병증이다. 가끔 희소질환자도 있다. 공통점이 하나 있으니 모두가 만성질환자라는 사실이다.

우리나라 만성질환자 수가 2011년 통계로 1,000만 명이다. 2015년 통계를 보면, 이보다 더 늘어 20대 이상 성인 중 40%가 만성질환을 갖고 있다. 단일 질병인 당뇨병 하나만 보더라도 2010년 200만, 2015년 250만 명인데 단지 등록된 환자 수가 그렇다는 말이고, 당뇨병 학회 통계를 빌리면 곱하기 2를 해야 맞다.

2015년에 당뇨병 환자가 500만 명, 고혈압 환자는 900만 명이다. 이 두 질환만 합해도 1,400만 명이다. 만성질환자는 기하급수적으로 늘고 있다.

경제협력개발기구(OECD)에 속하지 않는, 통계 가능한 아프리카 나라까지 포함해서 조사한 세계보건기구(WHO) 통계를 보면,

67%가 만성질환자다. 아프리카는 급성질환이나 감염성 질환이 많으리라 추측하는데, 사실이 아니다. 아프리카에서도 마찬가지로 만성질환이 대다수를 차지한다. 만성질환은 대부분 대사질환이며, 고혈압부터 당뇨, 암까지 다 여기에 해당한다.

원인은 음식·생활문화의 서구화에 있다. 만약 옛날처럼 살았다면 이렇게나 만성질환이 늘지는 않았을 것이다. 맥도날드와 코카콜라 없는 나라가 없으며, 불평등과 약육강식 없는 사회 또한 없다.

자연치유아카데미에는 암 환우가 제일 많이 찾아온다. 최근까지 항암 치료나 수술 기법이 많이 발전한 건 사실이다. 그런데 특이하게도 암 사망률에는 큰 변화가 없다.

필자가 산에 들어온 지 15년이 됐지만, 그때나 지금이나 암 사망률은 27%다. 여전히 사망률 1위다. 많이 개발된 항암제와 발전된 수술로 암 환자 전체의 5년 생존율이 꽤 늘었지만, 3, 4기 암은 치료가 되지 않을 뿐만 아니라 치료해도 재발하고 전이되는 암이 많아 사망률에는 변화가 없다.

필자가 내린 결론은 이렇다. "서양의학(현대의학)은 반쪽 의학이라는 것" 우리나라 환자의 95%가 현대의학에 의존하는데 왜 치료되지 않는 난치병이 많고, 만성질환자 수는 기하급수적으로 증가하는 아이러니한 현상이 빚어지는가?

이것은 현대의학에 문제가 있다는 방증이다. 현대의학의 특징은 질병의 원인을 찾아내 이에 대항할 무기를 개발하는 데 있다. 항생제가 대표적이다. 세균을 무찌르는 무기라서 '항(抗)' 자가 붙는다. 이렇게 만든 것이 항암제로, 암세포를 죽이는 무기다. 대부분 '항' 자가 붙은 것이 현대의학의 치료제이자 상징이다.

항고혈압, 항콜레스테롤, 항히스타민 등 우리 몸에서 생기는 여러 병적 상황에 대응하는 무기로 수많은 약이 나와 있다. 이 약들은 증상을 완화하거나 급한 불을 끄는 데는 효과적이다. 문제는 단순히 증상을 억제하는 데 그친다는 데 있다. 현대의학 대부분이 대증요법으로 불리는 이유다.

사람들은 대부분 고혈압, 당뇨약이 치료제인 줄 알고 복용한다. 그 약을 먹는다고 치료가 되는가? 혈압이나 혈당은 내려간다. 처음 약을 먹을 땐 도움이 되지만 먹지 않으면 도로 올라간다. 치료된 게 아니다. 혈압, 혈당, 콜레스테롤 수치를 낮출 뿐 근본적인 치료는 아닌 것이다.

당장 통증이 있고 혈압이 올라가면 약을 먹어야 하지만 문제는 다른 데 있다. 10~20년, 심지어 30년 넘게 약을 달고 사는 분들이 많다는 점이다. 고혈압, 당뇨가 치료되지 않고 약 가지 수와 함량이 늘어나기만 하는 것은 치료가 대중요법이지 근본적인 치료는 아니라는 방증이다.

현대의학은 또한 육체적인 치료에 치중돼 있다. 첨단 의학이라고 할 유전자 조절 치료 기술은 정밀해지면서 더 많은 질병을 정복하리라는 희망을 주고 있다. 그러나 그 시기와 수준은 누구도 예측하지 못한다. 당뇨병, 암도 치료하지 못하는 게 현대의학의 현주소다.

인체는 육체뿐만 아니라 마음과 정신, 그리고 기 에너지가 있다. 현대의학은 이런 것들을 다루지 않는다. 오로지 화학 약물에만 의존한다. 모든 약은 화학적인 성분으로 되어있다. 다시 말해, 식품이나 천연물은 약으로 인정받지 못한다. 화학성분이 인체에 필요한 작용도 하지만, 대부분은 독성과 부작용이 있고 오남용의 문제가 뒤따른다.

CHAPTER 02

의학은 하나가 아니다

제도권에서는 현대의학을 정통의학이라고 하지만 세계에는 많은 전통의학, 대체의학이 있다. 알다시피 우리나라의 전통의학은 한의학이며, 제도권의 한 부분을 차지한다. 현대의학을 제외한 다른 의학을, 현대의학을 보완하거나 대체한다는 개념에서 '보완·대체의학'이라고 하고, 보완·대체의학을 현대의학과 통합해서 하는 의학을 통합의학이라고 한다. 주지하다시피 현대의학이 반쪽 의학이다 보니 현대의학이 발전한 미국, 독일, 일본 등 선진국에서는 많은 통합의학을 실시하고 있다.

의학의 패러다임

견해	현대의학	통합의학
인간의 몸	물질로 생각함	소우주로 생각함
질병	부분이 손상되었을 때 발생하는 것으로 생각함	균형이 깨어졌을 때 발생하는 것으로 생각함
증상	기능장애이며 치료가 필요함	사람의 상태를 알려주는 신호
의학의 목적	질병과 싸우기 위함	정신, 육체, 영혼의 조화를 되찾기 위함
접근법	증상을 치료하고 억제	부조화나 불균형의 패턴을 찾음
초점	부분과 물질에 맞춤	전체와 에너지에 맞춤
치료	손상된 부분 치료: 특정 질병에 맞게	자기치유 지지: 개개인에게 맞게
초기중재	약물, 수술, 방사선 치료	식이, 운동, 스트레스 관리, 사회적 지지
시스템	질병 치료	건강관리

위 표에서 보는 것처럼 현대의학과 통합의학은 패러다임이 다르고 각기 장단점이 있다. 현대의학은 응급과 급성질환에, 보완·대체의학은 만성질환에 강점이 있다. 그래서 적절하게 사용해야 하며, 통합해서 사용하면 더 큰 이익을 얻을 수 있다.

WHO에서 발표한 보완·대체의학의 장점을 보면 다음과 같다.

첫째, 경제적 부담이 적다.

둘째, 널리 이용되고 안정성과 효과에 관한 경험 근거가 있다.

셋째, 현대의학의 치료법보다 부작용을 적게 초래하고 치료법이 없는 만성 퇴행성 질환에 사용할 수 있다.

넷째, 다양하고 유연성이 있으며 요구되는 기술 수준이 비교적 낮다.

CHAPTER 03

자연의학이 만성질환 치료의 대안이 되는 이유

필자는 만성질환을 해결할 방법을 찾다가 대체의학, 자연의학을 공부하게 되었는데, 자연의학이 만성질환에 더 큰 강점이 있다는 진실을 접했다. 결국, 필자는 자연의학을 중심으로 통합의학을 하는 의사가 되었다.

자연의학은 질병에 따른 외적인 저항력을 높이는 방법으로 병을 극복하도록 한다. 이 저항력이 바로 자연치유력이고 면역력이다. 중요한 것은 원인 치료라는 점이다.

대증 치료에 강한 현대의학과 비교해서 자연의학은 병의 원인을 찾아내, 이를 바로 잡는 근본적인 치유를 지향한다. 육체뿐만 아니라 정신·마음, 에너지를 함께 다룬다. 한마디로 전인치료다. 필요할 때는 약도 쓰므로 통합의학이다. 필자는 화학 약물을 불가피할 때 외에는 잘 쓰지 않는다. 대부분 천연 물질로 처방하는데 이를 '메디칼 푸드'라고 통칭한다.

자연치유아카데미에는 대학병원에서도 치료가 어렵다는 만성 난치성 환자들이 찾아온다. 이 병은 하루아침에 생기지 않는다. 처음에는 염증, 고혈압, 당뇨부터 시작된다. 이것이 갈수록 악화해 만성 난치성 단계가 된다.

자연치유아카데미에 오는 신장병 환우의 경우에는 곧 투석이나 이식을 해야 하는 단계가 반 이상이고, 간 질환도 초기를 지난 경우가 대부분이다. 자가면역질환자의 경우엔 계속 재발해서 치료가 어려운 상태가 많다.

암 역시 대부분 3, 4기로, 수술·항암 다 했는데도 재발하거나 전이돼 오는 분들이 70%다. 아플 때마다 병원에서 약을 쓰며 치료했지만 악화한 경우다. 자연치유력이 계속 저하하면서 더는 질병을 극복할 수 없게 된 것이다.

이런 상태까지 간 몸을 '어떻게 회복할 것인가?' '여기까지 가

지 않도록 어떻게 관리할 것인가?' 하는 질문에 이제 본격적으로
답해 보자.

CHAPTER 04

진짜 자연치유란?

자연치유는 한마디로 "신체는 스스로 치유할 수 있다"이다. 히포크라테스는 "우리 몸에 100명의 의사가 들어있다"라고 했다. 이것은 우리 몸이 손상되면 문제를 인식하고 치유하는 정보를 갖고 있다는 뜻이다. DNA 안에 이 정보가 들어있는데 DNA가 자가 진단으로 손상을 인식하고, 손상된 조직을 제거해 그 자리에 정상 조직을 배치한다. 저절로, 자연 발생적으로 일어나는 현상이다. 이 시스템이 바로 '자연치유'다.

자연치유는 과학이다. 예를 들면, 손가락이 칼에 베여도 저절로 낫는다. 단순 골절도 시간이 지나면 저절로 붙는다. 간 이식을 위해 간의 반을 절제해도 2~3달 만에 그대로 재생된다.

고혈압, 당뇨병, 동맥경화로 10년, 20년 약을 달고 살아도 2~3달 현미 채식하고 운동하면 약을 졸업한다.

우울증, 공황장애, 불면증 등 정신질환을 앓는 사람들도 1~2달 만에 약을 끊는다. 수술하고 주사 맞고, 약을 먹어서가 아니다. '자연치유' 된 것이다.

제일 흔한 질환인 감기는 어떤가. 감기가 약을 먹어서 낫는가? 약을 먹어도 일주일, 안 먹어도 일주일이다. 저절로 낫는다는 말이다. 감기에 걸리면 열이 나고 기침을 하는데 이것이 자연치유되는 과정이다. 열이 나야 좋아진다는 것인데, 체온 1도가 오르면 면역력이 37% 높아져 바이러스를 억제한다. 면역력이 감기를 낫게 하는 비밀이다.

기침, 콧물, 재채기는 염증으로 생긴 분비물을 바깥으로 배출해 합병증을 예방한다. 그래서 감기에 걸렸을 때 약 대신 수분을 충분히 섭취하고 몸을 따뜻하게 해주면 빨리 좋아질 수 있다. 감기뿐이 아니다. 놀랍게도 고혈압, 당뇨, 암까지 자연치유로 좋아질 수 있다.

대학병원에서도 못 고치는 병들이 산골의원에서 치유된다. 난치병을 포함한 만성질환을 자연치유 하는 방법은 크게 두 가지다.

첫째는 원인 치료다.

사람은 모두 치유력, 즉 자연치유 능력을 타고난다. 인체가 스스로 해독하고 재생하게 하는 힘이다. 그런데 나이가 들면서 그 능력이 떨어지고 살면서 계속 손상돼 병이 생긴다. 어릴 때는 다쳐도 잘 낫는데, 나이가 들수록 그렇지 않은 것은 이 때문이다. 또한, 건강한 식습관, 생활습관을 가진 사람은 나이가 들어도 건강한데, 그렇지 못한 사람은 젊어도 만성질환을 앓는다. 이는 똑같은 유전자의 일란성 쌍둥이에게도 해당한다. 한 사람은 날씬하고 건강한데, 다른 한 사람은 뚱뚱하고 만성질환이 있는 이유는 살아온 습관의 차이 때문이다.

원인 치료는 손상된 원인을 찾아 바로잡는 것이다. 만성질환의 원인은 대부분 나쁜 식습관과 생활습관에 있다. 따라서 이를 바로잡아야 자연치유력(해독·재생 능력)을 회복할 수 있다. 식습관·생활습관만 개선해도 대사질환, 만성질환의 90%는 좋아질 수 있다.

고혈압, 당뇨병, 고지혈증의 경우는 식습관, 생활습관을 2~3달만 잘 조절·관리해도 70~80%는 약을 졸업한다.

둘째는 자연치유 요법이다.

식습관, 생활습관 개선만으로 치유가 어려울 때는 대사질환의 합병증으로 혈관과 장기가 크게 손상됐거나 암까지 진행된 경우다. 이때는 인체의 해독·재생 능력이 현저히 떨어져 있어 자연치유력을 최상으로 만드는 다양한 요법이 필요하다. 자연요법, 영양요법, 운동요법, 해독요법, 면역요법, 정신요법, 파동요법 등이 있는데 모두 난치성 만성질환을 치유하는 자연치유법이다.

병원에서 얼마 살지 못할 거라며 시한부 인생을 선고받은 사람들이 기적처럼 불치병, 난치병을 극복하는 비결은 자연치유에 녹아 있는 철학과 맞닿아 있다.

병은 잘못된 습관에서 비롯된다. 따라서 치유하려면 이 습관을 벗어나야 하는데, 잘못된 습관을 벗어난 참살이는 무엇일까? 바로 사랑하며 자연과 교감하는 삶이다. 이것이 자연치유의 철학이다. 습관은 무의식에 항상 도사리고 있다. 특히 어린 시절 부모와 주위 환경으로부터 주로 형성되는데 그중에서도 어린 시절의 정신적인 트라우마가 가장 큰 영향을 미치는 것으로 생각된다.

병이 든 사람은 나이를 아무리 먹었더라도 어린 시절에 배우지 못했던, 사랑하며 자연과 교감하는 법을 배워야 온전히 치유된다. 그것은 내적 기쁨과 행복의 충만이며 이때 만들어진 엄청난 에너지가 치유를 일으킨다.

CHAPTER 05

치유자는 어떤 사람이어야 하는가

필자가 자연치유아카데미 식구들의 교과서와 지침서로 삼고 있는 책이 한 권 있다. 《땅 에너지를 이용한 자연치유》가 그것이다. 치유를 도우며 안내하고, 치유 공간에서 일하면서 치유자는 어떻게 환우를 만나고, 무엇을 함께 나눌지에 관한 지침이 담겨 있다. 이 책은 어려운 환우를 도우려거든 치유자 스스로 먼저 마음을 열고, 환자 못지않게 자연으로 들어가야 한다는 사실을 깨닫게 한다.

이 책의 저자인 워렌 그로스맨 박사는 이렇게 말한다. "자연치유는 내 삶에 의미를 부여하는 유일한 일이었다. 사랑하는 법을, 자연과 교감하는 법을, 그럼으로써 좀 더 건강하고 행복하게 살 수 있는 법을 가르치는 이 일에 난 나의 모든 것을 바쳤다. 치유 자는 지혜롭다. 매일 자연 에너지와 교감하기 때문이다. 치유자가 된다는 것은 곧 자신의 에너지 흐름을 스스로 다스릴 줄 알게 된 다는 의미다."

필자는 저자의 이 말에 전적으로 공감한다. 치유자가 사랑하 는 법을 모른다면 치유를 도울 수 없을 것이고, 자연과 교감할 줄 모른다면, 지쳐서 얼마 가지 못할 것이다.

필자는 몸과 마음이 힘들 때면, 숲으로 들어간다. 그러고는 그 곳에서 지혜와 에너지를 한꺼번에 얻어온다. 숲을 걷고 땅에 누 워서 땅 에너지를 느끼고, 잠시 앉아서 명상하다 보면 복잡하고 힘든 것들이 단순하고 쉽게 정리된다. 15년 동안 많은 환우와 접 하면서도 지치지 않고 건강하게 에너지를 전달할 수 있는 비결이 여기에 있다.

필자에게 사이비니 사기꾼이니 하면서 욕하는 사람들이 있어 도, 환자를 위하는 마음과 자연의학에 대한 사명감 덕분에 거리 낌 없이 행복하다.

박사는 치유자의 자질에 관해서 이렇게 말한다. "치유자는 자연을 민감하게 느끼고, 마음을 모아 겸허하게 자연과 교감할 줄 알며, 사랑에 민감해야 한다."

따라서 누구나 치유자가 될 수 있다. 자연치유아카데미에서는 '전 직원의 치유자화'를 목표로 삼고 있다. 청소 담당 미화 이모와 관리 과장도 치유자 모임에 나와 함께 토론하고 맨발 걷기에 참여한다. 환우들도 예외는 없다. 자연과 교감하면서 마음이 열린 분들은 동료 환우에게 서로 치유자가 된다. 최근에 자연마을에 다녀간 한 분이 여기가 '동막골' 같다고 하자, 필자도 농을 섞어 "웰컴 투 동막골, 그것 좋네요."라고 대답했다.

자연의학을 하면서 초기에는 '자연치유가 과학'이라는 데 역점을 뒀다. 그러나 10년이 넘어가면서는 '자연치유는 예술'이라는 생각으로 바뀌었다. 치유가 과학을 뛰어넘어 여러 요소를 포용해 창조적으로 만드는 작품이라고 생각하기 때문이다.

치유자는 대상을 치유로 이끌어가는 안내자요 치유 예술가로 거듭날 수 있어야 한다. 그러려면 세 단전이 모두 열려 있어야 하는데 하단전(아랫배)에는 에너지가, 중단전(가슴)에는 사랑과 행복이, 상단전(머리)에는 지혜가 내재해야 한다.

누군가의 아들딸이고, 또 누군가의 아버지 어머니이기에 그들의 생명은 그들 혼자만의 것이 아니다.

매일 간절한 기도가 파동이 되어 그들 세포 하나하나에 닿기를 그렇게 마지막까지 생명을 응원할진대, 어찌 치유자란 자리매김이 단 한 순간이라도 가벼울 수 있겠는가.

2
자연치유를
시작하기 전
반드시 점검해야
할 8가지

CHAPTER 01

과학적 근거를 갖춘
자연치유를 하라

현대의학의 우수성은 과학적인 근거에 있다. 실험과 임상을 통해서 과정과 결과에 대한 데이터가 있다. 다시 말하면 자기 논문이나 다른 이의 논문 인용이 붙어야 한다.

그러나 필자는 이것이 절대적이지 않다고 본다. 경험이나 통찰이 토대인 동양의학이 실험과 임상이 없다고 근거가 없는 건 아니다. 자연치유도 마찬가지다. 필자도 처음에는 경험이나 통찰로 시작했다.

중요한 것은 결과이므로 자연치유나 동양의학도 임상 데이터는 필요하다. 현대의학을 하는 의사들은 대부분 동양의학이나 자연치유를 과학적인 근거가 없다고 무시하지만 20년 전부터는 이에 관한 과학적인 연구가 진행되었고 많은 논문과 근거들이 나오고 있다. 필자도 의학을 공부한 사람이라 어떤 현상과 결과에 호기심을 느끼고, 의문부호를 붙이고 접근한다. 일종의 버릇이다.

필자는 치유 과정에서 사용하는 물질이나 방법에 관한 논문을 찾고, 그 결과치를 꼭 내본 뒤 물질이나 방법의 효능 여부를 따진다. 산에 들어와 자연치유를 하는 동안 경험하지 않은 방법이 없을 정도다. 니시요법, 거슨요법, 인산요법, 단식요법, 기치료, 침, 뜸, 부황 사혈 요법, 정신요법…

암 치료에 적용한 물질도 100여 가지가 넘는다. 산삼, 화살나무, 느릅나무, 황칠나무, 겨우살이, 삼백초, 어성초, 개똥쑥, 그라비올라, 후코이단, 차가버섯, 영지버섯, 발굽버섯, 노니, 강황 등 암에 좋다는 천연물뿐만 아니라 암 요양병원들에서 주로 사용하는 비타민C, 미슬토, 자닥신, 셀레나제 등도 있다.

15년 동안 주로 공부한 대체의학은 분자영양학, 면역학, 기능의학 그리고 심신의학이었으며 3년 전부터는 대사의학과 후성유전학에 집중하고 있다. 이 과정을 통해 정립한 자연치유법이 해독·재생요법이다.

필자가 늘 주장하는데 자연치유는 과학이다. 과학적 기전에 따라 결과가 나타나는 것이다. 다만 문제가 있다면 자연치유 한다고 여전히 경험에만 의존하고 이를 절대시하는 경우다. 자연치유를 제공하는 치유자도, 이를 따르는 환우도 그렇다. 그러다 보니 좋은 결과를 얻지 못한 사례들이 더 많다. 자연치유는 이렇게 욕을 먹고 사이비가 된다. 자연치유를 하는 처지에서 참 안타까운 일이다.

자연치유를 과학적인 근거를 토대로 해야 하는 더 절박한 이유는, 자연치유에서 주로 다루는 질병이 암과 난치병이라는 데 있다. 현대의학에 의존하다가 치료되지 않거나 아예 처음부터 현대의학의 침습적인 방법과 화학 약물에 겁을 먹은 분들이 대부분 자연치유를 찾는다. 쉽지 않기에 더욱더 경험과 요행에 의존해서는 안 된다. 대부분 죽음과 절망 앞에서 싸워야 하는 환우들이기 때문이다.

CHAPTER 02

임상 요소를 갖춘
자연치유법을 찾아라

　임상으로 검증됐는지 아닌지는 치료율과 관련되므로 무척 중
요한 요소다. 현대의학은 항상 임상을 거치므로 치료율이 나와
있다. 암의 경우에는 일반 항암제의 치료율이 20%대, 표적치료
제는 이보다 조금 높은 30%, 면역항암제는 40%에 이른다. 모두
내성이 생기기는 마찬가지이지만, 표적치료제나 면역항암제는 조
금 더 오래 쓸 수 있다.

　병원에서는 치료율을 잘 설명해 주지 않는다. 암 환우들은 대
부분 정보를 모르는 상황에서 병원에서 시킨 대로 따라 한다. 그

러다 안 되면 대체의학을 찾는데, 그제야 "이거 하면 좋아질 수 있어요?" 하고 물어본다. 진작 병원에서부터 물어보거나 인터넷에서 정보를 찾아봐야 했을 일이다.

자연치유법은 대부분 치료율이 나와 있지 않다. 데이터가 없는 탓이다. 제도권에서 사용하지 않는 방법들은 대부분 인정받을 만한 임상을 거친 것이 없다.

임상 데이터는 없지만, 치유 효과를 엿볼 방법은 치료 사례일 것이다. 몇 가지 좋은 사례로 신뢰성을 얻기는 어렵겠지만, 환우라면 그나마 신뢰할 만한 사례가 얼마나 있는지 알아보고 선택하는 것이 차선책이다.

필자는 6개월이나 1년에 한 번씩 꼭 임상 데이터를 낸다. 암은 3개월 이상 입원·치료를 한 환우들을 대상으로, 1년 동안 경과 관찰한 환우들, 4년 이상 장기생존자 데이터가 있다. 만성신부전 증도 3년 동안 네 차례 데이터를 냈다.

2018년 말에 낸 데이터는 190명이 넘어 치료율에 신뢰성을 충분히 갖췄다고 본다. 물론 이 데이터는 기관생명윤리위원회(IRB)를 거치지 않았으므로 제도권에서 인정받기는 어렵다. 하지만 필자를 윤리적으로 신뢰할 수 있다면, 데이터의 신뢰성을 의심할 여지는 없을 것이다.

필자의 치유 데이터에 한계가 있는 이유는 제도권에서 인정하는 연구·개발과 임상시험을 거치는 데 드는 큰 비용을 마련하지 못했기 때문이다. 그러나 2019년부터는 스스로 개발한 메디칼 푸드의 연구·개발 계획을 마련하고, 대학에 맡겨서 정상적인 실험을 진행하고 있다.

CHAPTER 03

인체를 종합해서 다뤄야
제대로 된 자연치유다

인체는 소우주와 같은 유기체다. 자율신경계와 호르몬계, 혈관계와 림프계, 면역체계는 따로 존재하지만, 제각각이 아니라 서로 연관해 기능하고 영향을 주고받는다. 간, 담낭(쓸개), 췌장, 위, 소장, 대장, 신장, 비장 등 장기가 따로 존재하지만, 이 또한 서로 연관해서 기능하고 영향을 주고받는다.

예를 들면, 스트레스로 자율신경 균형이 깨지면, 호르몬과 면역 균형도 깨진다. 이에 관한 연구는 '정신신경면역학'으로 정립돼 있다. 따라서 면역에 문제가 있으면 자율신경, 정신, 호르몬 문제를 함께 해결해야 좋아질 수 있다.

필자는 면역에 문제가 생긴 환우들에게 식이·영양, 규칙적인 운동, 스트레스와 수면관리를 잘하라고 주문한다.

가령, 간과 신장은 아주 밀접한 관계를 맺고 있다. 간은 해독과 대사 기능을 담당하고 신장은 혈액을 거르는 필터 역할을 한다. 간 기능이 떨어지면 신장 기능에 나쁜 영향을 미치고, 반대로 신장 기능이 떨어지면 간 기능에도 나쁜 영향을 미치게 된다.

인체는 눈에 보이는 구조로만 되어있지 않다. 인체는 몸, 마음, 에너지장의 삼중구조다. 이 삼중구조는 서양의 양자 의학으로 밝혀졌고, 동양에서는 이미 천 년 전부터 '정기신'으로 불려왔다.

삼중구조는 따로 존재하지만 서로 연관해 기능하고 영향을 주고받는다. 심리적인 요인으로 몸뿐만 아니라 에너지장에도 문제가 생기는 것이 단적인 예다. 이 세 가지 구조 중에 어느 하나라도 문제가 생기면 병이 든다.

현대의학은 이 중에서 몸만 다룬다. 원인을 모르고 진단도 되지 않는 병들이 수없이 많은 이유다. 또 너무 세분화해서 각각을 다루다 보니 전문화는 되지만, 온전한 몸 하나를 다루지 못한다.

한의학도 몸과 에너지장은 다루지만, 마음과 정신을 다루지 않아 한계가 있다.

통합의학을 한다는 의사들도 몸만 다루는 생의학, 기능의학만 하는 경우가 대부분이고, 마음을 함께 다루는 의사는 채 10%밖에 되지 않는다. 에너지장을 함께 다루는 의사는 1%도 안 되는데, 에너지장을 다루면 '사이비(?)' 소리를 듣기 때문이다. 이 세 가지를 다 다룰 때 진정한 통합의학이 된다. 정기신 모두에서 병의 원인을 찾아야 비로소 진단이 되고 치료가 된다.

다양한 자연치유법 중에는 해독에만 그치고 재생은 하지 못하는 방법이 많다. 해독하면 일시적으로 몸이 가벼워지고 좋아지지만 오래가지 못한다. 재생이 없기 때문이다. 병은 한마디로 해독·재생 능력이 떨어져서 생기는데, 이를 치유하려면 해독뿐만 아니라 재생을 함께해야 한다.

필자가 자연치유법은 몸 전체를 보고, 인체의 삼중구조를 함께 다루는지, 해독뿐만 아니라 재생도 함께 하는지를 살펴야 한다고 누차 강조하는 까닭이다.

CHAPTER 04

환자 상태에 맞는
방법이어야 한다

자연치유에서 기본은 '해독'이다. 그런데 해독이 오히려 몸에 무리를 주고 병을 악화시키기도 한다. 환자가 심한 빈혈, 영양실조, 면역저하일 때다. 이런 경우를 흔하게 접한다.

말기 암이나 신부전증 환우들은 살얼음판이나 담벼락 위를 걷는다고 할 정도로 아주 조심스럽다. 그만큼 신중하게 처방하고 처치해야 하는데 무리한 단식이나 사혈, 장과 피부 해독으로 되레 악화하는 사례를 여러 차례 봤다.

치유자로서 기본이 안 된 행위다. 심한 빈혈, 영양실조, 면역저하 상태에서는 영양요법이 먼저이며, 여기에 면역과 에너지를 올릴 방법을 적용해야 한다. 해독요법은 그다음이다.

체질 식단, 그중에서도 팔상 체질식을 처방받아 과도하게 가려 먹는 환우 중에 영양실조에 가깝게 악화한 경우도 종종 본다. 이 것도 상태에 맞지 않는 처방 중 하나다. 체질만 고려했지 영양을 고려하지 못한 것이다.

소화기암이나 만성질환일 때는 소화·분해는 물론 장의 흡수 능력도 대부분 떨어져 있다. 그러니 먹어도 소화되지 않고 힘이 부치며 영양 상태나 면역력이 계속 떨어진다. 이때는 보양식이 나 거친 음식보다 소화·흡수가 잘되는 음식으로 소화기에 무리 를 주지 않는 영양요법을 해야 한다. 필자는 필수영양소를 모두 갖춘 몇 가지 곡식을 발효한 식품으로 이를 해결한다. 소량으로 소화기에 무리를 주지 않고 흡수율이 탁월해 영양 상태를 개선 할 수 있다. 보양에 좋다고 유황오리탕을 먹거나 체질을 바꾸고, 영양이 좋다고 거친 생식을 하면 환자만 더 힘들어진다.

신부전증 환자가 어혈을 뺀다고 사혈을 무리하게 해서 악화할 때가 있다. 그렇지 않아도 빈혈이 있는 환자의 피를 빼서 빈혈을 더 악화하게 하니 신장이 전보다 나빠질 수밖에 없다. 화학 약물

이 좋지 않다고 무조건 약을 먹지 못하게 해서 혈압이 올라 신장
이 더 망가지는 사례도 심심치 않게 발견된다.

CHAPTER 05

환자의 체질에 맞는 식품을 골라야 한다

우리나라 사람들에게 체질이라는 용어는 익숙하다. 그러면서도 체질에 전혀 맞지 않는 식품을 복용하는 경우를 흔히 본다. 먹고 난 뒤 좋아진 사람이 있다고, 기능성만 보고 먹는 탓이다.

요즘 종편방송에 식품 관련 프로그램이 많다. 필자도 한두 번 출연한 적이 있지만, 최근에는 일절 하지 않고 있다. 방송 특성상 "이것만 먹으면 좋아진다."라고 말해야 할 때가 있는데, 이건 거의 잘못된 정보이기 때문이다.

어떤 때는 한의사가 체질에 맞는다며 특정 식품을 복용하게 하는데, 살펴보면 그렇지 않을 때도 있다.

체질은 왜 중요할까? 체질에 따라서 이롭거나 해로운 음식이 있기 때문이다. 사상체질은 다 맞지 않지만, 체질을 가장 단순하게 보는 방법으로선 유용하다고 생각한다.

체질을 과학적으로 풀이하면 체질에 따라 장내세균이 다르다. 몸속 장내세균에 따라서 분해되거나 그러지 못하는 식품이 있다. 분해되는 음식은 흡수돼 몸에 이롭게 작용하지만 분해되지 않으면 알레르기를 일으키거나 몸에 해롭게 작용해 면역을 떨어뜨리는 등 해로울 수 있다.

문제는 '체질을 어떻게 정확하게 알 수 있는가'이다. 한의사들은 일반적으로 체형과 기질을 기본으로 보고 모호할 때는 한약 몇 가지를 먹여본 뒤 판단한다. 기와 파동을 하는 분들은 '추'나 오링테스트를 이용하기도 한다.

필자는 이런 방법들이 정확하지 않은 경우가 있다는 점을 확인했다. 이보다 더 정확한 방법은 '면역세포 능력검사'다. 혈액에서 림프구만 분리해 각각의 식 소재를 첨가해서 림프구 활성도를 본다. 그러고 나서 본인의 기본 면역력보다 올라가는지 떨어지는지를 살펴본 뒤, 식 소재가 이로운지 해로운지를 알아내는 방법이다. 이 검사로 체질과 면역력뿐만 아니라, 어떤 식품이 나에게 이

로운지 알 수 있다. 필자는 이 검사로 환자 맞춤형 식이·면역요법
을 처방한다.

CHAPTER 06

적용하는 자연치유법에
구체적인 가이드가 있어야 한다

　치료와 치유는 다르다. 치료(治療, Treatment)는 상처나 질병 따위를 수술하거나 약물 등으로 낫게 하는, 즉 의학적인 개념이고, 치유(治癒, Healing)는 상처나 질병 따위를 잘 다스려 낫게 하는, 즉 약물이나 수술에 의하지 않고, 불균형하거나 병들거나 손상된 생체로부터 건강을 회복하는 과정이다.

　치유에는 여러 요법(療法, Therapy)이 활용되지만, 기본은 불균형하거나 병들거나 손상된 생체로부터 건강을 회복하기 위해 식습관, 생활습관, 마음습관을 바꾸는 생활관리다. 이는 동양의학에서 말하는 양생법과 같다. 생활관리가 기본이 되지 않고서는 아무리 좋은 요법을 사용하더라도 병을 고치기 어렵다.

필자는 암 캠프, 만성질환 캠프를 열어 환우들을 교육하고 훈련(수련)하는 프로그램을 운영한다. 자연치유 프로그램은 뒤에서 자세히 소개하겠지만, 몸, 마음, 에너지장을 바로 잡는 방법이다. 식습관, 생활습관, 마음습관을 바꾸고 관리하는 방법을 배우고 익히는 데 중점을 둔다. 이 방법만 써도 만성질환 대부분은 치유된다.

문제는 암, 만성신부전증, 간경화, 자가면역질환 등 난치병인 경우다. 이때는 생활관리법만으로 어렵다. 더 효과적인 요법을 적용해야 한다. 필자는 그동안 니시요법, 거슨요법, 인산요법, 닥터 훌다클락의 해독요법과 영양요법, 주열요법, 파동요법 등 여러 요법을 다 적용해 보았는데, 결괏값을 낸 뒤 장점들만 받아들여 활용하고 있다.

니시요법은 생채식, 풍욕, 냉온욕이 기본이다. 필자는 이 중에서 채식과 풍욕을, 거슨요법의 채소와 과일즙은 녹즙을, 인산요법에서는 죽염을 활용하고 있다. 닥터 훌다클락의 해독요법과 영양요법은 필자가 만든 해독·재생요법으로, 주열요법은 수정 주열기를 만들어서, 파동요법은 수정 파동요법을 사용한다.

특히 필자가 만든 해독·재생요법은 10년 동안 보완·대체의학을 연구하고 임상한 결과로 나왔다. 한의학, 분자영양학, 기능의학, 면역학, 파동의학, 후성유전학이 반영돼 많은 암과 난치병 환우의 치유를 돕고 있다.

이런 생활관리법과 자연치유 요법은 환자 상태나 체질에 맞게 적용하고, 질환별로 가이드를 만들어 활용해야 치료율을 높일 수 있다. 자연치유 때 치유자는 가이드를 잘 만들어야 하며, 환우들은 이 가이드를 보고 치유법을 선택해야 시행착오를 줄일 수 있다.

CHAPTER 07

객관적인 검사를 통해
관리와 피드백을 해야 한다

나름대로 자연치유나 보완·대체요법을 하면서 일정 기간 뒤에 악화하는 분들이 있다. 이런 분들에겐 공통점이 하나 있다. 보통 자기만의 요법을 믿고 열심히 실천하지만, 중간 검사나 평가를 하지 않다가 시간이 지나면서 악화한 것을 알게 되는 경우다. 한마디로 '깜깜이' 치유를 한 것이다.

필자는 꼭 일정 기간이 지나면 검사나 평가를 하도록 한다. 그 기간은 질환이나 환우 상태에 따라 다른데, 암은 3달 간격으로, 만성신부전증은 3기는 3달, 4기는 2달, 5기는 1달 간격, 간경화는 초기는 6달, 중기는 3달, 말기는 1달 간격으로, 자가면역질환은 2~3달 간격으로 검사를 받도록 한다.

　요즘은 보완·대체의학에서 활용할 수 있는 객관적인 검사법들이 꽤 있다. 암의 경우에는 CT나 MRI, PET처럼 방사선 노출이나 조영제 문제가 있는 검사법 말고도 면역세포 능력검사, 스마트 암 검사, 잔존 암 유전자 검사 등이 있다. 이 검사법들은 모두 혈액으로 암의 진행 여부가 확인된다.

　만성신부전증은 혈액과 소변, 대사질환은 소변으로 보는 유기산검사, 자가면역질환은 면역세포 능력검사, 스트레스성 질환은 침으로 하는 타액 호르몬검사, 간장 질환은 혈액과 초음파검사로 확인할 수 있다.

　중간 검사와 평가를 해야 현재 상태를 정확히 알 수 있고, 현재 실천하는 요법이 효과적인지 아닌지도 객관적으로 점검할 수 있다.

CHAPTER 08

보완·대체의학뿐만 아니라 현대의학을 적절히 활용하고 함께 적용해야 한다

현대의학을 무시하고 보완·대체의학을 하는 분들이 있다. 현대의학이 공격적이고 침습적이라고 마냥 피하는 것이다. 수술은 물론 약물치료도 무조건 못하게 하거나 심지어 먹던 약물도 중단하게 한다. 문제는 환자 상태와 현대의학으로 얻을 수 있는 효과를 고려하지 않고 경솔하게 결정한다는 데 있다.

무조건 약물을 중단하게 해서 심장병이나 신장병이 악화하는 사례를 본다. 수술이 필요할 때 못하게 해서 치료 시기를 놓친 나머지 악화할 때도 있다.

보완·대체의학은 현대의학을 반드시 알고 해야 한다. 급한 불을 꺼야 할 때는 현대의학의 도움을 받아야 하며, 병행할 때는 병행하고, 자연치유에만 전념해야 할 때는 또 그렇게 하면 된다.

필자는 자연치유나 보완·대체의학을 원하는 분들에게 현대의학과 보완·대체의학을 다 함께 공부하고 연구한 통합의학자를 찾아야 한다고 말한다. 물론 의사가 아니더라도 자연치유를 하는 치유자 중에도 훌륭한 분들이 있으니, 함께 조언을 구하고 방법을 찾으면 그만큼 시행착오를 줄일 수 있다.

3
10가지
자연치유
비결

CHAPTER 01

몸, 정신, 에너지의 삼중구조를 치유해야 온전한 치유다

필자가 15년 동안 완성한 자연치유법 10가지를 소개한다.

가장 기본은 식습관, 생활습관을 바꾸는 것이다. 여기에 자연치유력(해독·재생 능력)을 높이는 여러 요법이 더해진다.

앞서 말한 것처럼 자연치유아카데미에는 3·4기 암과 만성신부전증 환우, 여러 번 재발한 자가면역질환 환우들이 많이 찾아온다. 이런 난치성 질환을 치유하려면 식습관, 생활습관을 바로잡는 것에 그치지 않고 해독·재생 능력을 높이는 효과 높은 방법들이 필요하다.

자연치유법 10가지를 아는 데는 인체의 삼중구조를 이해해야한다. 동양의학에서는 오래전부터 인체를 정·기·신의 삼중구조로 보고 있는데 정은 육체, 기는 에너지, 신은 정신·마음을 뜻한다. 서양에서는 이를 양자 의학 개념으로 몸, 양자파동장, 마음으로 나눈다.

육체를 다루는 분야를 생의학(Bio Medicine) 또는 기능의학, 파동을 다루는 것을 파동 의학(Energy Medicine), 마음을 다루는 것을 마음 의학(Mind Medicine) 또는 심신의학이라고 한다. 모두 대체의학 분야다. 진정한 통합의학은 이 3가지를 다 다뤄야 하고, 세 가지 모두에서 병의 원인을 찾고 진단, 치료해야 한다.

자연치유법이 10가지인 까닭은 몸, 마음, 에너지장 각각에 3가지 요법과 자연요법이 더해진 데 있다.

몸을 건강하게 만드는 자연치유법

육체를 건강하게 하는 세 가지 방법은 해독요법, 재생요법, 운동이다. 이것은 장기, 조직, 세포, 유전자를 건강하게 한다. 장기에서 유전자까지 병이 드는 근본 원인이 노폐물과 독소다. 먼저 이를 제거하고, 식이·영양요법으로 세포를 재생하는 해독·재생요법을 중심으로 적당히 운동한다.

해독요법은 각 장기, 세포, 혈관을 청소하는 방법이다. 인체에는 해독 능력이 있어 대소변으로, 땀으로, 호흡으로, 간의 해독으로 인체로 들어오거나 대사산물로 생긴 노폐물과 독소를 제거한다.

그런데 인체로 들어온 중금속과 각종 화학물질이 과도하거나, 과식 또는 대사 기능이 떨어져 생긴 노폐물이 해독 능력을 초과하면 인체에 쌓인다. 장에는 숙변이, 간에는 콜레스테롤 담석이, 신장에는 요산 결석이 생긴다.

또 노폐물은 혈관에 쌓이고 혈관 벽은 두꺼워져서, 혈액순환 장애를 일으켜 질병의 원인이 되며, 인체로 들어온 농약과 중금속은 잘 배출되지 못해 여기저기에 쌓여 세포와 장기 기능을 떨어뜨리고 호르몬과 면역 교란을 일으키며 암을 만든다.

CHAPTER 02

첫 번째 자연치유법,
해독요법

자연치유법의 첫 번째는 해독요법이다. 모든 만성질환자에게 해독요법은 필수다. 장 속 숙변, 담석, 그리고 신장 결석을 제거하는 등 각 장기를 중심으로 혈관과 세포도 청소해야 한다.

먼저 장 청소로 숙변을 제거한다. 먹은 음식들은 장에 많이 쌓인다. 의사들의 제일 많은 물음 중 하나가 "숙변이 어디 있는가?"이다. 내시경으로 봐도 보이지 않는 탓이다. 숙변은 현미경으로 봐야 보인다. 융모와 융모 사이에 틈이 있는데 여기에 딱딱하게 말라붙은 것이 바로 숙변이다. 장 청소로 숙변을 제거하면 변이

평소보다 많이 나오고 색깔은 짙으며 냄새가 지독한데, 숙변이 빠진다는 증거다.

장 청소 방법은 마그밀 관장이 효과적이다. 마그네슘 제제인 마그밀을 4알 복용하고 마그밀 4알과 소금 1티스푼을 물에 함께 녹여서 관장액을 만든 다음 이를 항문을 통해서 삽입한 뒤 10~20분 참았다가 변을 보는 방법이다.

10일 이상, 매일 해야 숙변이 제대로 빠진다. 필자는 최근에는 불편한 마그밀 관장법보다 해독 식품을 복용하는 방법으로 장 청소를 대신하는데, 미네랄이 주가 되는 해독 식품이다.

간에 있는 담관(담도)에도 노폐물이 많이 쌓인다. 간에서 담즙을 만들어 담낭(쓸개)에 저장해 두었다가 음식을 먹으면 총담관으로 쏴준다. 담즙은 지방을 분해하는 효소다. 그런데 담도, 담낭, 총담관에 담석이 있으면 담즙 분비가 제대로 되지 않아 소화 분해가 되지 않고, 간 기능도 떨어진다.

담도를 막는 담석은 주로 콜레스테롤이다. 간에서 만들어진 콜레스테롤이 너무 많아 이것이 담도에 달라붙은 뒤 말라 돌처럼 굳어진 것이다. 담석은 커지기 전이나 돌이 되기 전까지는 잘 보이지 않는다. 그러다 간을 청소하면 한주먹씩 나온다. 크기가 큰 담석의 경우엔 보통 병원에서 수술하지만, 웬만한 크기의 담석은 간 청소로 빼낼 수 있다.

청소 원리는 이렇다. 하루 정도 금식한다. 특히 지방을 섭취하지 않으면 담낭에 담즙이 채워진다. 이때 올리브유를 150cc 정도 마신다. 그러면 담낭의 담즙이 일시적으로 배출되면서 담관의 담석을 씻어낸다.

담석이 있는 사람, 콜레스테롤이 높은 사람, 평소에 (육)고기·생선을 즐겨 먹는 사람들은 간 청소를 하는 게 좋다. 간을 청소할 때는 장 청소를 함께 해야 복용한 올리브유와 담석을 함께 제거할 수 있다.

만성신부전증 환자는 당연하고, 신장 결석이 있거나, 요산 수치가 높은 통풍환자도 신장 청소를 해야 한다. 신장 결석은 대부분 요산 결석으로 작은 결석이 소변을 통해서 빠진다. 모래 크기 정도의 결석이 나오면 혈뇨도 나오고 약간의 통증을 느낄 수 있다.

장기 청소도 중요하지만 모든 만성질환자는 혈관과 세포를 청소해야 한다. 혈관·세포 청소는 '킬레이션'이란 방법으로 한다. 중금속, 농약 성분 등은 양이온이어서 음이온 물질을 넣고 화학적으로 결합하게 해서 빼는데 이를 '킬레이션'이라고 한다.

기존 '킬레이션 요법'은 미국에서 중금속을 해독하려고 만든 방법이다. 합성물질을 만들어 주사하는데, 부작용도 따르고 주사를 30회나 맞아야 해서 좋지만은 않다. 필자는 킬레이션 작용을 하도록 천연 미네랄을 주로 한 음이온 물질로 해독 식품을 만들어 복용하게 한다.

혈관 청소가 잘 되었는지는 생혈(生血) 검사로 한다. 혈관을 청소하면 엉킨 혈액이 풀린다. 엽전처럼 엉킨 적혈구가 각각 떨어져 둥글게 보이는 것은 혈액 내 지방, 지질 단백과 비정상적인 글로불린, 피브리노젠 농도가 낮아졌다는 증거다.

중금속이나 유해물질의 해독은 모발검사로 알 수 있다. 킬레이션 후 3~6달 뒤에 모발검사를 해보면 그 수치가 많이 떨어져 있는 걸 확인할 수 있다.

CHAPTER 03

두 번째 자연치유법, 재생요법

자연치유법 두 번째는 재생요법이다. 해독과 함께 재생요법을 함께해야 한다. 손상되고 파괴된 세포를 재생해야 장기 기능도 회복하고, 면역력이 개선되며 암세포도 억제할 수 있기 때문이다.

세포 재생에는 산소와 영양소가 필수다. 세포 재생에 필요한 산소는 21%인데 산에 가야 마실 수 있고, 치유에 필요한 영양소를 섭취하려면 기본적으로 자연식, 현미 채식을 해야 한다. 가공식품과 흰 쌀밥에는 미네랄, 필수지방산, 비타민 같은 영양소가 부족하기 때문이다.

식사의 기본은 이렇다. 주식인 밥은 오곡밥 또는 현미밥이 좋고, 현미밥을 소화·흡수하지 못하면 발아 현미를 권한다. 반찬은 3~4가지가 좋다.

기준이 있다. 소화·흡수가 잘되고 변 상태가 좋으며 찬 체질이 아닌 사람은 생채소 위주로 먹고, 설사하거나 소화·흡수가 잘 안 되고 몸이 찬 체질인 사람은 익힌 채소 위주로 먹는다. 보통은 익힌 채소와 생채소를 반반씩 먹으면 된다.

또한, 끼니마다 아마 씨나 들깻가루, 초콩, 청국장, 견과류를 한 숟가락씩 먹으면 좋다. 아마 씨와 들깨에는 오메가-3, 초콩·청국장에는 단백질, 견과류에는 오메가 지방산과 비타민E가 풍부하기 때문이다.

비타민B군은 버섯류에, 비타민D는 햇볕에 말린 표고버섯에 풍부해서 이것들도 하루에 한 번은 먹고, 비타민C는 과일에 많으니 끼니마다 한 종류의 과일을 반쪽씩 먹는 게 좋다. 참고로 비타민C가 가장 많이 들어있는 과일은 비타민나무 열매다. 귤이나 오렌지보다 30~40배나 많다.

그런데 환우들은 소식해야 하고 집에서 필요한 영양소를 식사로 모두 섭취하기 어려워 세포 재생에 필요한 영양소를 얻기가 쉽지 않다. 이때 영양요법이 필요하다. 비타민, 미네랄, 아미노산, 필수지방산을 보조식품으로 먹는 편이 좋다.

비타민 A·C·E는 항산화 작용에, 비타민B군은 간 해독·에너지 대사·뇌 건강에, 비타민D는 면역·혈압·심혈관 개선·뼈 건강·항산화 작용에, 미네랄은 에너지 대사·항산화 작용에, 오메가 지방산은 세포막 원료·항산화 작용에, 아미노산은 세포 원료에 쓰인다.

당연한 말이지만, 합성이 아니라 천연재료로 만든 것이어야 좋다. 필자는 이것도 6년 전부터는 직접 만들어 쓴다. 이전에는 영양요법을 제대로 하려면 10가지나 되는 보조식품을 처방해야 해서 배부를 정도로 많이 먹어야 했고, 비용도 그만큼 많이 들었다. 필자는 두 종류의 식품에 이 영양소들을 모두 넣어 만들었다.

tip 1. 현미밥 채식을 해야 할 이유

가. 통곡류와 채소에 항산화 물질이 풍부하다

인체의 산성화는 만성질환의 원인이다. 산성화의 가장 큰 원인은 스트레스와 동물성 포화지방산으로 활성산소를 많이 만들어 세포를 손상한다.

산성화시키는 물질	알칼리화시키는 물질
스트레스호르몬	항산화제(비타민 A, C, E 등)
동물성 포화지방산	미네랄
활성산소	잡곡류
단당류	채소류
공기오염물질	오메가지방산
환경호르몬	
중금속	

산성화를 억제하는 것은 항산화물이다. 비타민 A·C·E, 미네랄, 오메가 지방산이 항산화 물질로 잡곡, 채소, 과일, 식물성 기름에 다량 들어 있다. 현미 채식이 산성화를 억제하고, 나아가 고혈압, 당뇨는 물론 암을 예방할 수 있는 까닭이다.

만성질환 대부분을 차지하는 대사질환도 미네랄, 비타민 같은 항산화 물질의 부족에서 비롯된다. 미네랄은 비타민과 함께 신진대사를 촉진 또는 억제하는 필수 물질로 탄수화물, 지방, 단백질의 3대 기초영양소가 흡수   소화되는 데 작용한다. 또 신진대사에 매우 중요한 효소의 재료로서 갑상선, 인슐린 호르몬을 합성하는 데도 필요하다. 혈압 조절, 체액의 중화, 신경계 조화와 관련한 각종 조절도 맡아 한다.

현미와 같은 통곡류에는 정제 곡물엔 부족한 여러 비타민과 미네랄부터 필수 아미노산과 필수지방산까지 풍부하게 들어있다. 이들 영양소는 95% 이상 쌀겨(미강)와 쌀눈(배아)에 집중돼 있다.

채소류는 대부분 비타민A, B군, C, 니코틴산과 칼륨, 칼슘이 풍부하며 알칼리성 식품으로서 육류나 곡류 식품의 산성을 중화하는 데 중요한 역할을 한다.

나. 육류가 당뇨·허혈성 뇌졸중·암·신부전증 발병위험을 높인다

미국에서 성인 15만 명을 4년 동안 추적 조사한 결과, 동물 지방이 많은 붉은 육류를 하루 50g 더 먹는 사람은 그만큼 덜 먹는 사람보다 당뇨병 발병 위험이 48% 더 높게 나타났다.

동물성 지방은 복부비만의 원인이 되고 복부비만은 또다시 당뇨병의 원인이 된다.

독일에서는 붉은 육류를 많이 먹는 사람이 그렇지 않은 사람에 비해 뇌경색을 일으킬 확률이 47%나 높은 것으로 나타났다. 원인은 붉은 육류에 함유된 단백질인데 베이컨, 소시지, 육포 등 가공육류 또한 마찬가지로 나타났다.

'세계암연구기금 및 미국암연구소 보고서'에는 붉은 고기 섭취를 1등급 대장, 직장암 위험요인으로 판정했으며, 담낭암·전립선암·유방암의 발병 확률도 높인다고 했다.

산도가 높은 산성 식품 섭취가 만성신장 질환자의 신부전증을 악화하는 데 큰 영향을 줄 수 있다는 연구결과가 나왔다. 캘리포니아대 연구팀은 3차 국민건강영양조사에 참여한 성인 신장 질환자 1,486명의 정보와 14년 이상의 후속연구 결과를 분석해 이러한 사실을 확인했다.

연구팀에 따르면 산도가 높은 강산성 식품뿐 아니라 육류를 많이 섭취하는 만성신장 질환자에서 신부전이 악화할 가능성이 3배나 높았다. 연구팀은 "신부전이 조기에 진전되는 것을 막으려면 육류 등 산도가 높은 식품보다 채소가 많은 식단이 좋다"고 설명했다.

산성 식품은 염소, 인, 나트륨, 황과 같이 체내에서 분해돼 산을 더하는 음식을 가리킨다. 설탕, 달걀, 햄, 소시지, 돼지고기, 쇠고기, 과자류 등이 강산성 식품에 해당한다. 이번 연구는 미국신장학회저널에 실렸다.

다. 당독소(AGEs)가 높은 식품과 고지방식은 각종 만성질환의 원인이 된다

당독소(AGEs)가 높은 식품은 기름에 튀기거나 직화로 구운 음식, 가공 육류 즉 후라이드 치킨, 햄버거, 핫도그, 그릴에 구운 음식과 칩, 크래커, 시리얼, 치즈, 분유 등이다.

당독소인 메틸글리옥살(MGO)은 당뇨, 비만, 암, 치매, 고혈압, 동맥경화, 노화의 원인이 되며 특히 혈관 질환을 악화하는 원인으로 작용한다. 이 MGO는 지방식을 하면 더 많이 생기는데, 육식이 MGO를 많이 만들어 만성질환의 원인이 된다는 것이다. 따라서 당독소인 MGO를 줄이기 위해서는 현미 채식을 해야 한다.

라. 통곡류·채소의 섬유소가 면역을 진정시켜 고혈압·당뇨를 잡는다

2019년 독일 막스델부룩 연구센터는 장내 미생물이 섬유소를 분해해서 고혈압·심장병을 막는다고 심혈관 전문지 〈서큘레이션〉에 보고했다. 보고서에 따르면, 섬유소를 먹인 쥐의 수축·이완기 혈압, 심장 섬유화, 좌심실 비대증이 줄었다.

기전은 이렇다. 장내 미생물이 섬유소의 긴 사실을 분해하면서 신호 물질(단쇄지방산(SCFA)인 프로피온산·뷰티릭산·아세트산)을 만든다. 이 신호 물질이 대장 점막을 통과해 내부 면역세포를 진정시킨다. 그리고 장 혈관을 타고 심장, 췌장, 두뇌로 흘러 들어가 놀라운 역할을 한다. 심장의 부정맥을 66% 줄이고, 죽상경화증도 완화했다. 더불어 고혈압도 떨어뜨렸으니, 소금(나트륨)을 낮추는 기존 고혈압 조절법보다 섬유소 섭취가 더 훌륭한 대안으로 떠오를 전망이다.

어떻게 섬유소 분해 산물이 심혈관질환, 2형 당뇨, 치매를 모두, 동시에, 방지할 수 있을까? 이유는 장이 면역을 관장한다는 데 있다.

장에는 인체 면역세포의 70%가 몰려 있다. 죽상경화증·치매·2형 당뇨는 모두 만성 염증으로 발생한다. 만성 염증은 면역세포가 과도하게 흥분해 자기 몸을 공격해서 생기니, 섬유소의 신호 물질이 흥분된 면역세포를 진정('펀치' 세기 조절)시키면 위 질환들이 억제되는 것이다.

펀치 세기 조절에 실패해 발생하는 아토피, 천식, 류머티즘 등 자가면역질환은 물론 역시 만성 염증이 원인인 심혈관질환, 당뇨, 고혈압, 치매도 섬유소 섭취가 해법일 수 있다.

tip 2. 자연식과 좋은 밥상

만성질환이 기하급수적으로 늘어나는 가장 큰 원인 중 하나는 먹거리에 있다. 잘 골라서 먹는 일이 중요해진 것. 해독·재생을 위한 식이요법의 기본도 좋은 밥상과 자연식이다. 여기에서 좋은 밥상은 무엇이고, 건강을 해치는 먹거리들은 또 무엇인지 알아보자.

첫 번째 좋은 밥상은 통째 먹는 것이다. 채소를 요리할 때 껍질 다 벗겨내고, 잘라내 먹는 사람들이 많은데, 영양소는 껍질에 제일 많다. 채소뿐만 아니라 곡식과 과일도 그렇다. 현미를 먹어야 하는 이유도 영양소의 95%가 쌀겨, 쌀눈에 있기 때문이다.

좋은 밥상 두 번째, 제철 음식을 먹는 것이다. 요즘은 하우스 재배가 많아 제철 음식이 따로 없다. 겨울에도 수박과 오이가 나온다. 여름철에 나오는 식재료들은 우리 몸을 식히는 찬 성질이다. 그런 음식을 겨울철에 먹으면 몸에 이롭지 않다.

좋은 밥상 세 번째, 색깔별로 골고루 먹는 것이다. 오방색(빨간색, 노란색, 파란색, 녹색, 흰색, 검은색)의 컬러 푸드가 좋다. 색깔마다 영양소와 에너지가 다르므로 색깔별로 다 먹어야 좋고, 자기에게 필요한 색깔의 음식을 더 챙겨 먹을 필요가 있다. 어떤 색깔이 자기에게 필요한지는 색채 요법(Color Therapy)을 참고하기 바란다.

좋은 밥상 네 번째, 로컬푸드를 먹어야 한다. 국산을 먹어야 하고, 가까운 곳에서 재배한 것일수록 좋다. 외국산은 되도록 먹지 않도록 하자. 외국산이 우리나라 밥상의 80%를 점령했는데, 배를 타고 적도를 지나오면서 방부제, 살충제가 엄청나게 뿌려진다. 대부분 방부제, 살충제 덩어리라고 볼 수 있다.

좋은 밥상 다섯 번째는 식재료를 살 때 기준이다. 자연스러운 식재료, 원산지, 제조·유통 과정, 생산자를 확인해야 한다.

자연식의 기본은 자연스러운 식재료에 있다. 다시 말해, 인공적인 것, 가공식품을 배제하는 것이다. 자연스러운 식재료는 다양한 크기, 모양, 색깔이 있고 잘 상한다. 곰팡이도 필 수 있다. 보통 마트에서 많이 사 먹는 채소는 예쁘다. 이런 것은 인공적으로 재배해 처음부터 비료나 농약을 살포해 일정한 모양, 크기, 색깔로 키운다. 애호박, 오이 대부분이 그렇다. 일정한 모양의 포장된 것들은 사 먹지 말자.

모양이 다 다르고 벌레가 파먹고, 지저분하게 생긴 것들을 골라야 한다.

마늘도 이 중 하나다. 방사선을 쬔 마늘은 부패하지 않고 발아가 되지 않는다. 마늘도 밭에서 파는 걸 구하자.

자연스럽지 못한 가공식품의 주요한 문제는 화학첨가물에 있다. 좋은 단무지는 무농약으로 재배한 무에 천일염, 설탕, 발효 식초, 식염 등이 들어가는데, 대부분 단무지는 그렇지 않다. 김밥용 단무지는 식염, 젖산 칼슘, 정제염, 합성보존유, 합성감미료 등 화학첨가물이 많다. 만두피, 밀가루, 감자 전분은 유기농 판매점을 이용해야 한다.

기름 선택도 중요하다. 추출 정제유, 인공경화유 대신 압착유를 먹어야 한다. 기름양을 늘리려고 정제하거나 경화하는 방법을 쓰면 기름이 변성된다. 대두유는 콩으로 만드는데 가공식품에 들어가는 콩은 탈지 대두, 기름 뺀 콩, 고형분 덩어리다. 이것이 간장 원료로도 쓰이는데, 양조 간장, 진간장, 불고기 간장, 혼합간장 등 마트에서 판매하는 모든 간장에 탈지 대두를 쓴다.

자연식으로 발효했다는 표기에 속지 말 것. 간장은 집 간장을 만들어 먹거나 유기농 판매점에서 사 먹어야 한다. 탈지 대두를 인공 처리해서 단백질 함량을 높여 햄, 소시지, 미트볼, 만두, 맛살을 만드는데, 영양가가 전혀 없는 식품들이다.

요즘 먹거리의 가장 큰 문제는 GMO(유전자 변형 농산물)다. 유전자를 조작한 식품이 우리나라에 많이 들어와 있다. GMO는 육종과 다르다는 사실을 구분하자.

아이스크림은 우유로 만든다. 우유는 대부분 GMO 사료를 먹인 소에서 나온다. 술은 여러 곡류 중에서 옥수수를 원료로 많이 사용하는데, 이 옥수수가 GMO 중 제일 많다. 카놀라유, 유채기름도 70~80%가 GMO다.

가장 많은 GMO가 콩, 옥수수, 유채, 면화다. 그래서 콩 식용유는 먹지 말자. 마트에서 판매되는 장은 다 GMO 콩으로 만든 것이다. 간장, 된장, 고추장, 쌈장, 불고기양념, 두유, 맛살, 어묵, 만두, 옥수수가 들어가는 식용유, 액상과당, 올리고당, 요리당, 물엿, 과자포도당, 옥수수 통조림, 콘스낵, 팝콘, 시리얼, 빵, 떡, 국수, 음료, 조미식품, 아이스크림, 주류 등에 GMO 콩, GMO 옥수수가 원료로 사용된다.

탕수육 같은 전분을 이용한 모든 음식은 GMO 옥수수가 원료다. 유채 카놀라유, 샐러드드레싱, 과자류, 마가린, 땅콩, 버터, 스낵류, 참치통조림, 참치통조림에 들어있는 기름은 유채나 면화유다.

축산물은 대부분 GMO 사료를 먹고 자란다. 소고기, 돼지고기, 닭고기, 계란 모두 마찬가지다. 고기를 먹지 말아야 하는 이유도 바로 여기에 있다.

원산지, 제조과정도 꼼꼼히 살펴야 한다. 계란 파동 때문에 우리나라 사람들 대부분 계란이 어떻게 나오는지 알게 됐다. 우리나라 계란의 90%가 살충제 계란이다. 우리나라 닭은 대부분 유럽에선 금지된 공장식으로 사육된다. 마트 계란은 먹지 말자. 적어도 한살림이나 유기농 판매점에서 구매하기 바란다.

방사한 닭에서 나온 계란을 먹는다고 해결되지도 않는다. 방사해도 사료를 먹이느냐 아니냐가 중요하고, 사료를 먹이더라도 어떤 사료를 먹이는가가 중요하다. '유기 방사 유정란'이나 'Non-GMO' 사료를 먹인 유정란이라야 좋은 계란이다. 자연치유아카데미에서는 유기 방사 유정란을 먹는다. 자연에서 방목한 닭들은 바이러스에 강해 조류 독감에 잘 걸리지 않는다는 사실을 기억하자.

다음은 환경호르몬 문제다. 호르몬 유사 작용으로 인체의 호르몬을 교란해 문제를 일으킨다. 플라스틱으로 된 용기를 사용해서는 안 된다. 알루미늄으로 만든 조리도구나 양은 냄비는 버려야 한다. 철로 된 조리 도구와 유리로 만든 용기를 쓰자. 또한, 유통기한이 짧은 식재료를 사용하자. 유통기한이 길수록 문제가 될 수 있다. 그래서 로컬푸드가 좋다.

어떻게 이런 원칙으로 식재료를 사서 먹느냐고 반문할 수 있다. 처음에야 그렇지 익숙해지면 어렵지 않다. 원칙에 다가가면 가족의 생명과 건강을 지키고 치유를 위한 좋은 밥상이 될 수 있다.

CHAPTER 04

세 번째 자연치유법,
운동

세 번째 자연치유법은 운동이다. 운동은 효과와는 달리 원리는 잘 모르고 한다. 운동의 기본 원리는 세포 재생, 즉 미토콘드리아 기능을 개선하고 수를 늘리는 데 있다.

근육이 커지기 전에 미토콘드리아 수가 먼저 늘어난다. 그러면 대사 기능이 개선돼 혈압, 혈당이 정상화하고 암세포의 미토콘드리아 사멸을 유도해서 암세포의 증식을 억제할 수 있다. 또 운동은 혈액순환을 개선하고 체력과 면역력을 높인다. 면역과 체력을 올리는 데 운동만 한 방법이 없다.

필자는 하루 1~2시간의 걷기, 만 보 걷기를 추천한다. 특히 산에서 걷는 산행이 좋다. 유산소 운동을 기본으로 하고 근력 운동을 20% 정도 추가하면 더욱더 좋다.

유산소 운동을 한 시간 정도, 근력 운동은 20분 정도 하는 것을 추천한다. 근력 운동으로는 스쿼트, 프랭크를 추천한다. 마라톤, 테니스, 축구, 무거운 배낭을 짊어진 장거리 산행은 오히려 과도한 활성산소를 만들고 면역을 떨어뜨린다.

자연치유아카데미에서는 매일 풍욕(바람 목욕)과 절 운동을 한다. 풍욕은 자연치유아카데미에서 가장 인기 있는 프로그램 중 하나다. 전신 운동이 될 뿐만 아니라 피부를 통한 해독과 면역 개선에 아주 효과적이다. 피부도 하나의 장기로 인식하자.

절 운동은 모든 관절과 근육을 움직이는 가장 단순하고 쉬운 요가 운동으로 특히 척추가 바르지 못한 사람의 균형을 바로잡는 데 아주 효과적이다. 종교적인 문제로 꺼리는 경우도 있지만, 꼭 108배가 아니어도 상관없다. 100배 등 자기 체력에 맞게 선택하면 된다.

마음을 건강하게 하는 자연치유법

다음 자연치유법은 마음에 관한 것이다. 슬픔, 분노, 불안, 공포 즉 부정적인 심리, 긴장, 스트레스는 세포와 장기를 망가뜨린다. 스트레스가 장기간 지속하면 교감신경이 긴장해서 활성산소가 많아지고 혈관이 수축해서 인체의 산화와 순환 장애로 만성질환의 원인이 되고 암세포도 만들어진다.

마음을 건강하게 하려면, 스트레스를 제거하고 조절할 수 있어야 한다. 스트레스를 제거하고 조절하면 세포와 장기뿐만 아니라 유전자도 바꿀 수 있다.

마음을 건강하게 하는 방법으로는 첫 번째 명상법, 두 번째 호흡법과 이완요법, 세 번째 숙면이 있다.

CHAPTER 05

네 번째 자연치유법, 명상

"명상으로 가슴에 쌓아둔 화(돌덩어리)를 치운다."

명상법은 한마디로 마음을 비우는 방법이다. 사람들은 마음에 많은 것들을 쌓아놓고 산다. 필자는 이를 돌덩어리에 비유한다. 마음자리인 가슴 한가운데 중단전을 엄지손가락으로 눌렀을 때 통증을 느낀다면 중단전이 막혀 아픈 것으로 '화병'이다. 크고 작은 화를 가슴에 쌓아둔 결과다.

명상은 돌덩어리를 들어내는 일이다. 먼저 자기 마음을 들여다보고 그 돌덩어리를 알아차려야 한다. 그러면 그 돌덩어리가 가벼워져 들어낼 수 있다. 이 작업은 하루아침에 되지 않는다. 필자는 하루 20~30분의 100일 명상을 추천한다.

명상에는 여러 방법이 있다. 필자가 추천하는 명상법은 4단계인데, 자연치유아카데미 캠프에서는 2단계 명상법을 가르친다.

1단계는 '호흡 명상'이다. 마음에 앞서 머리를 비우는 단계다. 명상하려고 앉으면 처음에는 온갖 공상, 망상, 잡념이 생기는데, 이를 두고는 명상에 들 수 없으므로 이 단계가 필요하다. 먼저 아랫배 하단전에 의식을 두고 거기까지 숨을 들이마시고 내뱉으며 호흡에 집중하면 된다. 하단전을 무념무상, 무심무아, 무지무욕의 자리라고 하는데, 잡념이 떠오르면 하단전에 집어넣고 호흡에 계속 집중하면 된다. 하단전을 블랙홀이라고 생각하면 생각이 즉시 버려진다.

집중이 3분 정도 잘되면, 약간 몽롱해지는데, 무념무상의 경지로 들어간 것이다. 이때 생각이 사라지고 마음이 편안해진다.

2단계는 가슴 한가운데 중단전에 집중하고 거기에 쌓아둔 돌덩어리를 바라보는 것이다. 이를 '마음 챙김 명상'이라고 한다. 쌓아둔 트라우마, 응어리를 객관적으로 바라보는 방법으로 '마음

비우기'를 하는 것이다.

계속 잡념이 떠올라 명상이 어렵다면 마음속으로 "미안합니다. 용서하세요. 감사합니다. 사랑합니다."를 반복해서 외워도 좋다. 이를 줄여서 '미용감사'라고 부르는데, 대상을 두면 더욱 좋다.

처음에는 나를, 그다음에는 배우자, 부모님, 자식, 먼저 떠오르는 사람을 대상으로 '미용감사'를 해보자. 미워했던 사람을 용서하고 이해하게 되며, 눈물이 난다.

필자는 환우들에게 제일 먼저, 자신을 대상으로 '미용감사'하라고 권한다. 자신을 돌아보면 자신을 이해하고 사랑하게 되는데, 그러면 다른 사람도 이해하고 사랑할 수 있게 된다.

명상의 목적은 첫째로 트라우마를 치유하고 마음을 정화하는데 있다. 트라우마는 떠올리고 알아차려서 비워야 한다. 트라우마를 다 비우려면 '100일 명상'이 필요하다. 100일 명상은 자기자신을 들여다보고 오롯이 이해할 수 있게 해줄 뿐 아니라 자신을 병들게 한 원인도 찾게 해준다. 특히 무의식에 있던 트라우마를 직시하고 치유할 수 있다. 그러고 나면 몸을 건강하게 만들어준다.

명상은 둘째로 스트레스를 받았을 때, 이를 알아차리기 위해서 한다. 스트레스에 약한 성격을 정리해보면, 먼저 집착(욕망)이 강한 성격이다. 배우자, 아이들을 향한 집착으로 자기 요구에 부응하지 못하면 스트레스를 받는다. 욕망을 내려놓고 벗어나야 행복해질 수 있다.

다음은 예민한 성격으로 정신적으로 날카롭다. 남편이 바람피우는지, 자식이 사고 치는지 예민하게 바라보면 자신은 물론 상대방도 힘들어진다. 민감함은 예민함과는 달라 잘 느껴 아는 것이므로 좋은 감성이니 예민하지 말고 민감하자.

그다음이 완벽주의다. 자기 기준에 맞추려고 적당함을 용납하지 않는 완벽주의는 큰 스트레스를 받게 한다. 그 외에 무조건 "빨리빨리"를 외치는 조급증과 잘 믿지 못하는 의심병 등이 스트레스를 부른다.

성격은 잘 바뀌지 않아서 그때그때 알아차려서 비우는 수밖에 다른 도리가 없다. 필자도 100일 명상으로 자신을 알고 이해하고 사랑하게 되었지만, 바쁘다고 명상을 게을리하면, 더러운 성격이 슬그머니 나타나 자신과 주변 사람을 힘들게 하곤 한다.

명상은 셋째로 자기 자신과 타인을 사랑하기 위해서 한다. 명상에서 핵심은 자기 사랑이다. 그 누구보다 자신을 사랑하는 존재는 자신일 것이다. 그런데 그렇지 못한 사람들이 많다. 자기 자신을 이해하고 사랑하지 못하면 타인을 어떻게 이해하고 사랑할 수 있겠는가. 명상은 자신은 물론 타인도 이해하고 사랑하게 한다.

기도와 명상은 같은 원리다. 내면을 들여다보는 방법이라서다. 종교를 가진 사람은 절대자로부터 자기 내면을 들여다보고, 명상은 스스로 내면을 들여다보게 한다. 이로써 자신을 있는 그대로 받아들이고 사랑하게 되고 타인에게도 그렇게 한다. 그러면 타인과의 갈등은 해소되고, 긍정적인 사고를 통해 편안하고 행복해진다.

그래서 필자는 환우들에게 명상을 가르치면서 두 가지 질문을 던진다. "자기 자신을 진정으로 사랑하는가?" "진정으로 행복한가?" 여기에 자신 있게 대답할 수 있을 때, 치유는 저절로 이루어진다.

마음이 바뀌면 몸이 바뀐다. 혈액순환, 림프순환은 물론 소화,

배설, 면역 기능이 좋아진다. 만성질환은 치유되고 암세포가 정상 세포로 바뀐다.

필자는 "마음을 다스리지 못하면 백약이 무효다." "치유는 마음에서 시작해서 마음으로 완성된다."라는 말을 한시도 빠뜨리지 않는다.

필자는 환우들에게 치유를 위한 정신을 요구한다. 자연치유가 빛을 발하려면 무엇보다 삶의 방식이 이전과는 확연히 달라져야 한다.

그런 점에서 자연치유력을 끌어내는 것은 '정신'이며, 최고의 자세는 '은근'과 '끈기'가 아닐까 한다. '정신력'을 지닌 '성실한' 사람에게 주어지는 인생의 가장 큰 선물이 진정한 치유이자 건강이다.

CHAPTER 06

다섯 번째 자연치유법, 호흡법과 이완요법

마음을 건강하게 하는 데 호흡법과 이완요법이 있다. 호흡법은 복식호흡이나 단전호흡을 말하는데, 단전은 아랫배 '방광'이 있는 자리로, 여기까지 숨을 깊게 들이마시고 내뱉는 호흡법이다. 숨을 들이마시면 아랫배가 살짝 나오고, 내쉬면 아랫배가 살짝 들어가는데, 하단전에 의식을 두고 이를 느끼면서 호흡하면 된다.

단전호흡엔 세 가지 효과가 있다. 첫째, 스트레스가 완화되고 마음이 편안해진다. 둘째, 생각, 고민, 스트레스로 상기된 기운이 아래로 내려가 기혈 순환이 잘된다. 셋째, 폐활량이 두 배로 늘어나 그만큼 산소를 많이 마실 수 있다.

이완요법은 보디 스캔을 추천한다. 머리끝부터 발까지 내려오면서 한 곳 한 곳 집중하면서 힘을 빼는 방법이다. 마음속으로 "머리 – 얼굴 – 목 – 어깨 – 팔 – 손 – 가슴 – 배 – 등 – 허리-엉덩이 – 허벅지 – 무릎 – 종아리 – 발목 – 발" 이렇게 말하면서 힘을 빼면 된다.

몸이 이완되면 마음은 물론 근육이 이완돼 순환이 좋아진다. 순환이 잘되면 혈압과 통증이 개선되는 효과가 있다. 불면증이 있다면 잠자리에서 이 방법을 해보길 권한다.

CHAPTER 07

여섯 번째 자연치유법,
숙면

많은 만성질환 환우가 수면장애를 호소한다. 대부분은 스트레스가 원인인데, 스트레스로 교감신경이 긴장하면 밤에도 코르티솔 호르몬이 떨어지지 않아 쉽게 잠들지 못한다. 밤에 분비돼 수면을 유도하는 멜라토닌 호르몬이 제대로 분비되지 않아도 수면장애가 생긴다.

수면장애가 있으면 밤새 몸과 마음이 제대로 회복되지 않아 늘 피곤하거나 신경이 곤두서 있고 면역이 떨어진다. 면역질환 환우들에게 수면장애는 주요한 악화 요인이다.

수면장애를 해소하는 데 우선 명상법, 호흡법, 이완요법이 도움이 된다. 또한, 숙면을 위한 생활습관과 식이요법이 필요하다.

수면은 과학이다. 잠은 햇빛으로 세팅되는 뇌의 생체 시계와 매일 일정 시간 잠을 자려는 뇌 수면 본부의 합작품이다. 해가 뜨면 코르티솔 호르몬이 분비돼 각성하고 활동하며, 밤이 되면 멜라토닌이 분비돼 잠이 온다. 햇빛과 호르몬을 조화하는 생활습관이 숙면을 만든다.

한편 적정 수면 시간은 개인마다 다르다. 수면과 사망위험률 관계를 조사한 연구에 따르면 7시간 수면일 때 사망위험률이 가장 낮다.

숙면을 위해 먼저 아침 햇살을 받으며 산책해보자. 아침에 생체 시계를 각성으로 켜는 스위치는 햇빛이다. 태양 빛을 받으며 잠에서 깨는 게 좋다. 적은 양의 햇빛도 눈꺼풀을 뚫고 뇌를 자극하기에 잘 때 커튼을 10㎝ 정도 열어둔 채 자는 것도 좋다.

아침에 일어나서 2시간 안에 밖으로 나가 햇볕을 많이 쬐면 생체 시계는 기상 후 15~16시간 뒤에 졸음을 유발해 자연스럽게 수면에 이르게 한다.

숙면을 위해 아침 식사 때 아미노산의 하나인 트립토판을 많이 먹자. 트립토판은 콩·두부·낫토·계란 등에 많다. 섭취된 트립토판은 낮에 햇빛을 받아 세로토닌으로 바뀌고, 밤에는 멜라토닌으로 전환된다. 매일, 아침 식사를 하면 소화 활동을 하는 배 안의 '배꼽시계'도 작동돼 아침 각성에 상승효과를 낸다.

숙면을 위해 저녁 식사는 가볍게 일찍 하자. 장에 소화되지 않은 음식이 남아 있으면 꿈도 많이 꾸게 될뿐더러 몸을 뒤척이게 돼 수면장애의 원인이 된다. 자연치유아카데미에서는 오후 6시에 죽으로 저녁 식사를 하고, 10시가 되면 잠자리에 든다. 저녁에 먹은 음식을 다 소화하고 잠자리에 드는 것이다.

저녁 시간에 적절한 운동도 좋다. 오후 1~3시 사이에는 각성도가 떨어지면서 졸음이 온다. 하루 수면-각성 사이클상 그렇다. 낮잠은 오후 3시 이전에 20~30분 이내로 자야 밤 수면에 영향을 미치지 않는다.

오후 3시쯤부터 다시 각성되고 신체 능력이 올라가 늦은 오후와 저녁에 최고조가 된다. 이 시간에 적절한 운동은 수면의 질을 높인다. 자연치유아카데미에서는 저녁 식사 후 절 운동과 풍욕을 한다.

　그다음으로 밤에는 스마트폰·컴퓨터·TV 사용을 자제해야 한다. 스마트폰·컴퓨터·TV 등에서 나오는 파란색 계열의 파장인 블루라이트는 각성을 유발하고 멜라토닌 생성을 차단한다. 밤에는 홍채가 커져 적은 양의 빛도 망막을 크게 자극한다. 저녁부터 아침까지는 스마트폰에서 블루라이트를 차단하도록 설정해두거나 스마트폰을 쓰지 않도록 해야 한다. 밤에는 간접 조명이나 은은한 황색등을 켜는 게 좋다.

　밤에 체온이 서서히 떨어져야 멜라토닌이 잘 분비된다. 밤에 체온을 올리는 운동이나 격렬한 대화는 멜라토닌을 낮춘다. 밤에는 근육을 이완하는 은은한 음악과 향기도 좋다.

에너지를 건강하게 만드는
자연치유법

만성질환이 오래돼 합병증이 생긴 환우들 대부분은 기력이 떨어져 있다. 기력의 '기'가 바로 에너지를 일컫는다. 기력 또는 에너지가 떨어지는 이유는 먼저 세포의 대사 기능이 저하돼 있기 때문이다. 에너지를 만들고 저장하는 미토콘드리아의 기능이 떨어진 것이다. 따라서 에너지를 올리려면 세포(미토콘드리아) 기능을 개선해야 한다. 보양식을 먹는다고 해결될 문제가 아니다.

에너지가 떨어지는 다음 원인은 인체의 에너지 중추인 차크라가 막혀서 외부(태양과 우주)에서 오는 에너지를 받아들이지 못하고, 제대로 순환되지 않으며 인체 파동이 일그러진 데 있다. 이를 개선하는 방법은 여러 가지지만, 필자는 색채 치료, 수정 파동요법, 그리고 어싱을 활용한다.

에너지를 제대로 이해하려면 파동을 먼저 알아야 한다. 이 세상 자연 만물은 다 파동으로 이뤄져 있다. 빛도 소리도 파동이다. 파동을 이해하는 데 좋은 예가 소리로, 주파수(헤르츠 단위)로 되어있다.

자연 만물은 모두 고유한 파동을 가진다. 서로 다른 진동 주파수가 있는 것이다. 우리 인체도 역시 고유한 주파수가 있는데 이는 세포에서 나온다.

파동은 물질뿐만 아니라 비물질인 마음에서도 나온다. 하트 리듬, 뇌파가 다 파동이다. 사랑할 때 나오는 심장 리듬(파동)과 분노할 때 나오는 심장 리듬이 다르고, 편안할 때 나오는 뇌파(파동)와 긴장하거나 스트레스를 받을 때 나오는 뇌파가 각각 다르다.

파동으로 진단도 하고 치료도 할 수 있다. 이를 '파동 의학'이라고 부른다. 분석은 손과 발에서 나오는 파동으로 하는데, 어디에 문제가 있는지 진단할 수 있을 뿐 아니라 치료에도 활용된다. 비타민C가 부족하면 신맛이 나는 과일을 먹어야 하지만 먹지 않고도 비타민C 파동을 넣어주면 비슷한 효과가 나타나는 식이다.

이뿐만 아니라 각 질환별로 치료 주파수가 있다. 가령 기생충 제거, 암 치료 주파수가 따로 있다. 필자도 한때 이 파동 장치를 사용했다. 생각만큼 효과를 보지 못하고 문제점도 발견돼 지금은 쓰지 않지만, 파동으로 진단과 치료도 가능하다는 점은 확인할 수 있었다.

우주의 파동 원리를 조금 부연하자면, 만물은 파동으로 이뤄져 있고 파동은 다 연결돼 있다는 것이다. 그래서 "세상은 하나다."라는 진리가 참이 된다. 우리는 우주의 모든 현상과 공명하며 에너지를 주고받는다.

공명이라는 단어를 잘 이해해야 한다. 같이 울린다는 뜻인데 공명을 통해 파동을 느낄 수 있다. 단, 사람마다 그 감각은 다르다. 민감한 사람은 잘 느끼지만 무딘 사람은 그렇지 않다. 파동을 느끼는 사람을 "기감이 좋다"라고 한다.

CHAPTER 08

일곱 번째 자연치유법,
색채요법 Color Therapy

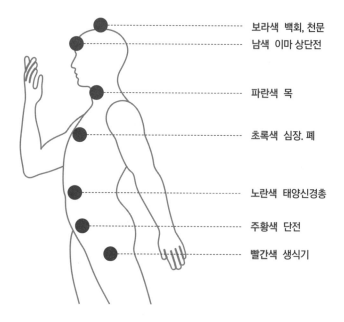

보라색 백회, 천문

남색 이마 상단전

파란색 목

초록색 심장. 폐

노란색 태양신경총

주황색 단전

빨간색 생식기

사람마다 좋아하는 색깔이 있고 그 색깔의 옷을 잘 입는데, 그게 자기한테 필요한 에너지라고 보면 된다. 이를 색채요법(Color Therapy)이라고 부른다.

옛날엔 첫 월급을 타면 부모님께 빨간 내복을 선물하곤 했다. 빨간색은 정력이다. 따뜻한 색깔이니 추운 겨울에 도움이 되기도 한다. 이쪽이 막히면 정력이 약한데, 이곳이 제1 차크라로 생식기가 있는 자리다.

제2 차크라는 주황색 단전이 있는 자리다. 정기신 중 '정' 자리이며 수승화강이 여기서 일어난다. 이곳에서 생명이 잉태되고 탁한 기운을 배출한다.

제3 차크라는 태양신경총으로 노란색이다. 췌장과 간이 있는 자리로 여기에 문제가 있으면 소화가 잘되지 않는다. 소화가 잘되지 않으면 노란색 옷을 입거나 노란색 음식을 먹을 때 도움이 된다. 노란색 파프리카, 황토 고구마, 늙은 호박, 강황이 있다. 인도 사람들은 카레를 주식으로 먹는데 강황을 소화제로 사용한다.

제4 차크라는 초록색으로 심장. 폐 자리다. 이곳에서 감정이 일어나며 사랑과 헌신이 나온다. 제4 차크라는 중단전으로 이곳이 막히면 화병이 된다. 화병이 있을 때 이곳을 엄지손가락으로 강하게 눌러보면 아프다. 초록색 옷과 초록색 음식이 도움 된다.

제5 차크라는 목. 여기서 자신의 의사를 전달하고 진동음을 발산한다. 이곳이 막힌 사람은 목이 잘 쉬고 두통과 목의 통증을 자주 호소한다. 이곳에 문제가 있으면 파란색(하늘색) 옷을 즐겨 입고, 파란색 스카프나 파란색 목걸이가 효과적이다. 목 에너지를 보강하는 것이다.

제6 차크라는 이마 상단전으로 수면 유도 호르몬이 나오는 송과체가 있다. 이곳에 문제가 있으면 수면장애가 생긴다. 남색이 도움이 된다.

제7 차크라는 백회로 천문, 진리에 다다르는 순수에너지 자리이며 중추 호르몬 기관인 뇌하수체가 있다. 이곳에 문제가 있으면 보라색을 사용한다.

우리 선조들은 이를 잘 알고 활용했다. 신부의 치마저고리 색깔이 대표적이다. 동양은 일곱 색깔이 아니라 오방색으로 빨간색, 노란색, 파란색, 흰색, 검은색, 이렇게 다섯 가지다.

흰색과 검은색은 음의 색깔이고, 빨간색 파란색 노란색은 양의 색깔이다. 흰색은 폐와 대장 자리로 이곳이 좋지 않으면 흰색을, 검은색은 신장과 방광 자리로 이곳이 좋지 않으면 검은색 옷이나 음식을 활용하면 좋다. 그래서 폐에는 도라지, 신장에는 검정콩이 좋다.

색채요법에는 일곱 개의 차크라 색깔과 흰색과 검은색까지 아홉 가지 색을 다 쓴다. 보석 치료도 색채요법의 일종이다. 보석마다 다른 색깔을 이용하는 것이다.

CHAPTER 09

여덟 번째 자연치유법, 땅 에너지를 이용한 치유

대지는 어머니 같은 존재다. 어린 시절 충분한 보살핌과 사랑을 받은 아이는 밝고 자신감 넘치고 안정적인 성인으로 자란다. 대지는 인간을 부양하고 보살핀다. 인간이 자연과 대지와 단절돼 불안해져 사회문제가 점점 늘어나고 있다.

미국과 유럽에서는 교도소 수감자들에게 교화 방법으로 텃밭 가꾸기와 소농 교육을 한다. 흙을 통해 인간의 몸과 마음을 치유한다는 발상이다. 실제 이 일로부터 수감자들의 재범률은 현저히 떨어졌다고 한다. 치유는 땅으로부터 시작해 가슴으로 이뤄진다.

땅 에너지를 이용한 치유는 특별한 능력이 없더라도 할 수 있다. 발로 흙을 밟거나, 땅에 드러누우면 된다. 이는 자연 안으로 들어간다는 의미이며, 땅 에너지를 이용하는 방법이다.

자연으로 들어가 흙을 밟는다는 것은 생명의 근원이 되는 에너지와 공명하는 행위다. 즉 땅의 에너지를 받는 것이다. 이를 '어싱(Earthing)'이라고 한다.

자연치유아카데미에 오면 10평 정도 되는 황토밭 두 군데를 볼 수 있다. 환우들은 틈날 때마다 이 황토밭에서 맨발로 걷는다. 환우들뿐 아니라 이곳 식구(직원)들도 점심시간에 맨발로 걷는다.

이뿐만 아니라, 자연마을 근처에 '명상의 숲'이 있어 여기에서 명상하고 땅에 드러눕거나 나무와 교감한다. 사람들은 이로써 땅 에너지와 나무의 수직 기운을 느끼고 공명한다. 필자도 몸이나 마음이 힘들 때, '명상의 숲'에서 에너지를 얻고 온다.

CHAPTER 10

아홉 번째 자연치유법, 수정 파동요법

수정의 원소기호는 SiO2로 규소다. 모래가 규소로, 규소가 물과 함께 용암을 만나 만들어진 화석이 수정이다. 수정은 6각 기둥으로 자란다. 좋은 물이 6각수다. 인체의 70%가 물이고 인간 세포도 대부분 6각으로 이뤄졌다. 수정은 우리 인체와 통하는 광물질이다. 수정에서 나오는 파동은 인체와 가장 흡사한 32.7Hz(헤르츠)다.

수정 파동은 물을 통해 인체에 공명을 일으킨다. 수정의 색깔은 다양하다. 백수정, 자수정이 가장 흔하고, 장미수정, 황수정 등이 있다. 색깔은 다 용암의 가스 색이다. 가스에 따라서 색깔이 달라질 뿐이지 수정 결정체는 모두 똑같다.

수정은 인간 DNA와 같은 나선형 구조다. 수정 파동이 증폭하면 아주 강력해진다. 수맥을 잡는 유일한 방법이 수정을 이용하는 것인데, 수정 파동이 그만큼 강력해서 수맥 파동을 밀어내는 것이다.

수정 파동을 이용하는 치료라고 해서 '수정 파동요법'이라 부른다. 수정 파동은 육체의 응어리진 파동을 풀어준다. 이 응어리는 심리적인 트라우마로 뭉친 것이다.

수정 파동은 막힌 차크라도 열어줘 기 순환을 바로잡아 준다. 기 순환은 수승화강의 원리다. 물의 기운은 올라가고 불의 기운은 내려가서 하단전부터 상단전까지 원을 그리며 도는 것이다. 이를 '소주천'이라고 한다. 차크라가 막혀있으면 순환하지 않는데 수정 파동이 차크라를 열어준다.

한의원을 한 번이라도 가본 사람이라면 '경혈, 경락'이라는 말을 들어봤을 터다. 기가 순환하는 자리를 일컫는다. '프리모관'이라고도 한다. 이 경혈, 경락을 열어주는 치료가 바로 침과 뜸이다.

한방에서는 통증이 있거나 기능장애가 생기면 침을 놓고 뜸을

뜨는데 그 자리가 경락, 경혈이다. 김봉환 선생이 발견하고, 서울대 물리학과 소광섭 교수가 증명했다.

토끼의 림프관에 있는 또 다른 관을 염색했는데, 그 이름을 '프리모관'이라고 이름 붙였다. 그런데 이 연구 자금이 계속 지원되지 않는 바람에 그걸로 종료됐다. 이를 사람에게서는 증명하지 못한 것이다. 현대의학에서는 인정하지 않지만, 실제 경혈, 경락은 파동으로 열 수 있고, 수정이 그 역할을 한다.

필자는 수정 매트와 수정 주열기를 만들었다. 수정 매트에는 수천 개의 수정 원석이 들어있으며, 온열 장치도 달려있다. 잠자면서 파동 치료를 받게 하는 도구다.

수정 매트에 누워 자면 수정 파동이 몸을 자극해서 막힌 차크라, 경혈, 경락을 열어준다. 처음에 수정 매트에서 잠을 자면 몸에서 좋지 않은 곳이 대부분 나타난다. 염증이 있거나 막힌 자리에 자극이 가기 때문이다.

수정 주열기는 주걱처럼 생긴 주열 장치에 수정 원석을 둥글게 깎아서 넣은 것으로, 70도까지 열을 낼 수 있다.

원조는 '미쯔이 주열기'로 일본의 미쯔이 선생이 만든 것이다.

이전에 유행을 타서 많은 암 환우가 이 기구를 사용했다. 열에 약한 암세포의 성질을 이용해 열로 암세포를 파괴하는 것이다.

'미쯔이 주열기'는 열을 넣는 부위가 세라믹으로 만들어져, 원적외선이 나온다. 원적외선은 열이 인체 속으로 2~3cm 정도밖에 들어가지 못하지만, 수정에서 나오는 열은 5~7cm 정도 들어간다. 열이 내장 깊숙이 파고 들어가는 효과가 있다.

수정 주열기는 이외에도 여러 기능이 있다. 한 시간 동안 열을 넣으면 체온 1도가 올라가는데, 체온 1도가 오르면 면역은 37% 높아진다. 또 열을 넣으면 혈관이 팽창해서 혈액순환이 잘된다. 수정 파동으로 막힌 경혈, 경락이 열려 기 순환도 잘된다. 요컨대 수정 주열기는 기혈 순환도 개선해준다.

해독 효과도 있다. 만성질환 환우들은 대부분 땀이 잘 나지 않는다. 모공이 잘 열리지 않아서인데, 열을 자주 넣으면 땀을 통해서 노폐물과 독소가 빠진다.

CHAPTER 11

열 번째 자연치유법, 자연요법

자연치유법의 마지막이면서 가장 중요한 게 자연요법이다. 맑은 공기, 물, 햇빛은 환자들의 치유력을 높이는 가장 큰 조력자다. 국내 5대 병원에서도 치료되지 않는 질병이 산골 중의 산골에서 치유되는 사실만 봐도 알 수 있다.

도심의 산소 농도는 19% 산속에서는 21%다. 혈액의 산소 농도가 21%로 공기가 좋지 않으면 산소 농도가 떨어질 수밖에 없고, 질병이 생기는 주요 원인으로 작용한다.

산소가 모자라면, 대사는 물론 면역에 문제가 생기고, 더 나아가 암 줄기세포도 만든다. 암, 만성신부전증, 자가면역질환 같은 난치병 환우가 미세먼지를 마시면서 생활하는 게 좋을지 나쁠지는 삼척동자도 알 것이다.

산에는 음이온, 즉 공기 비타민이 풍부하다. 이것은 세포에 '기'를 공급한다. 음이온이 많은 계곡이나 숲, 해변에 가면 몸이 상쾌해지는 이유다.

어떤 물을 마시는지도 무척 중요하다. 경주 자연마을은 지리산, 강원도 산골 수준인데, 물은 170m 암반수로 깨끗한 데다가 미네랄이 풍부하다. 환우들은 보통 물 마시는 습관이 배어있지 않다. 물은 하루에 2L 이상 마시는 게 좋다. 음양까지 챙긴다면 오전에 물 석 잔, 오후에 일곱 잔 마시길 권한다.

맨 먼저 주식을 바꿔야 한다. 흰 쌀밥, 흰 밀가루, 흰 설탕이 아닌 현미, 통보리, 통밀, 콩 등으로 바꾸자. 이유는 앞에서 언급한 것처럼 영양 문제에 있다.

흰 쌀밥은 쌀겨, 쌀눈을 전부 벗겨낸 것이다. 쌀겨, 쌀눈에 95%의 영양소가 들어있다. 여기에는 비타민, 미네랄, 필수아미노산, 지방산뿐만 아니라 아라비노자일란(Aravinoxylan)이라는 항암 성분도 들어있다.

밀가루는 흔히 수입 밀을 사용하는 터라 방부제가 다량 들어있고, 글루텐이 많아 알레르기를 일으킨다. 먹더라도 우리밀을 먹자.

자연치유아카데미에서는 밀가루 음식은 일주일에 한두 번으로 제한한다. 만성질환자들은 동물 단백질을 제한하기 때문에 식물 단백질인 콩을 매일 잘 챙겨 먹어야 한다. 일반 콩보다는 발효한 콩인 된장, 청국장, 낫토, 초콩이 좋다.

미네랄과 효소의 산실인 채소를 매일 먹어야 한다. 채소에는 인체에 필수적인 비타민C, 엽록소, 섬유소 등이 들어있다. 다만 만성신부전증 환우들은 주의가 필요하다. 칼륨 함유량을 확인하고 먹어야 하며, 칼륨이 높은 채소는 물에 담가두거나 데쳐서 먹어야 한다. 과일 또한 마찬가지다.

소금은 적당히 섭취해야 한다. 고혈압, 만성신부전증, 암 환우들은 싱겁게 먹는 경우가 많은데, 무염이나 저염일 때는 염증과 저혈압을 유발할 수 있어 적당히 섭취하는 편이 좋다.

어떤 소금이냐가 중요할 텐데, 천일염을 구운 소금이 제일 좋다. 마트에서 판매하는 식염, 정제염은 염화나트륨이 99%다. 천일염이어야 하는 이유는 칼슘, 마그네슘, 망간, 니켈, 철, 황, 인 등 미네랄이 풍부한 데 있다.

지구상에서 가장 미네랄이 풍부하고 강알칼리성인 식품이 소금이다. 만성질환 환우들 몸은 대부분 산성화해 있다. 이런 산성화한 체질을 바꾸는 가장 좋은 식품이 바로 소금이다.

문제는 바다가 오염돼 소금에 다이옥신, 중금속이 들어있다는 점이다. 이를 녹이려면 1,000도 이상에서 구워야 한다. 그래서 구운 소금이나 죽염이 좋은 것이다.

혈액검사 결과, 나트륨(Na)과 클로라이드(Cl) 수치가 떨어져 있다면 음식에 간을 해서 먹을 뿐만 아니라 죽염을 조금 더 섭취해야 한다.

햇빛이 중요하다. 여름 햇빛은 오존층 파괴로 자외선이 너무 세다. 반면 자외선을 어느 정도 걸러주는 숲속에서는 문제가 되지 않는다. 현대인은 대부분 지나치게 햇빛을 꺼려서 비타민D가 부족하다. 하루 1~2시간 산이나 공원에서 산행하거나 산책하고 놀면 부족한 비타민D와 햇빛에너지를 채울 수 있다.

최상의 치료제는 '자연'이다. 자연의원, 자연치유아카데미가 해발 500m, 햇빛이 잘 드는 곳에 있는 이유도 여기에 있다.

2

질환별 자연치유

1
만병의 근원, 대사질환

CHAPTER 01

만성질환자의 99%가
대사질환이다

만성질환자의 99%는 대사질환이 있다. 대사질환을 똑똑히 알아야 하는 이유다. 대사질환은 한마디로 대사 기능에 문제가 생기는 병이다. 고혈압, 당뇨, 고지혈, 비만으로 시작해, 합병증으로 망막변성, 뇌졸중, 동맥경화, 심근경색, 만성신부전증 등 혈관 질환이 생긴다.

또 다른 대사질환의 하나가 양성종양, 악성종양이다. 암의 원인도 대사질환이다. 현대인은 영양 상태가 좋아 옛날 사람보다 오래 살지만, 건강하게는 살지 못한다는 문제점을 꼬리표처럼 달고 산다. 나이가 들면서 대사질환 합병증이 생기고, 암으로 사망한다. "이를 어떻게 해결할 것인가?" 하는 난제가 사회문제로 대두된 지 오래지만, 뾰족한 수가 없기에 제도권에서는 덮어두는 모양새다.

혈전증, 고지혈증, 동맥경화증, 고혈압, 당뇨, 고인슐린혈증 등 여러 병명이 붙지만, 이 질환들은 모두 '대사증후군'이라는 한 뿌리에서 비롯된다. 원인은 과식, 과음, 운동 부족, 스트레스다. 일부 유전적 원인도 있지만 80% 이상은 생활습관에 있다. 대사질환은 한마디로 생활습관병이다.

CHAPTER 02

대사질환의 원인은
습관에 있다

식습관, 생활습관이 제일 큰 문제다. 대사는 무엇일까? 삼시 세끼 먹은 음식이 몸에 들어가 에너지로 바뀌는 과정이다.

인체는 한마디로 생화학 공장이다. 세포 내 미토콘드리아의 TCA사이클을 통해 섭취한 탄수화물, 단백질, 지방이 에너지로 바뀐다. 포도당 하나가 38개의 ATP를 만든다. 기름을 넣은 차가 움직이듯이 우리는 이 에너지로 움직일 수 있다.

이 과정에 문제가 생기면 대사질환이 발생한다. 대사과정이 정상적이지 못하면 대사산물인 젖산과 과산화물 등이 생겨 문제를 일으킨다. 현대인들이라면 의례 생기는 과정이지만, 문제는 과도할 때다.

젖산이 쌓이면 세포를 산화해 기능을 떨어뜨린다. 세포가 산소나 영양소를 받아들이지 못하면 피로감, 어깨 결림, 두통, 냉증 등이 생긴다. 현대인 대부분이 자주 경험하는 증상이다. 이런 증상은 한마디로 몸에서 보내는 경고다. 이를 무시하고 과식, 과로, 운동 부족, 스트레스가 계속되면 병으로 진행된다. 세포가 지속해서 파괴되고, 혈관에도 손상이 생긴다.

CHAPTER 03

인체의 산성화가
대사질환을 만든다

결국, 인체의 산성화가 병을 만든다. 인체의 항상성이 유지될 때 정상 세포의 수소 이온 농도 지수(PH)는 7.4로 약알칼리성이다. 그러나 산성화하면서 즉, PH가 떨어지면서 산성 체질로 바뀐다.

PH 검사는 타액(침)으로 한다. 7.2가 정상으로 만성질환자의 90%가 6점대, 심하면 5점대로 나온다. 이 정도 수치는 몸이 엄청나게 산성화해 있다는 증거다.

몸이 산성화하는 제일 큰 원인은 스트레스와 동물성 포화지방산이다. 스트레스를 많이 받고 (육)고기, 생선을 많이 먹으면 활성산소가 많이 생겨 세포에 손상을 준다. 단당류, 공기 오염 물질, 미세먼지, 환경호르몬, 중금속에 노출되는 것도 산성화의 원인이다.

산성화를 억제하는 것은 항산화물이다. 비타민 A·C·E, 미네랄, 오메가 지방산이 항산화 물질인데 잡곡, 채소, 과일, 식물성 기름에 다량 들어있다. 평소에 이것들을 즐겨 먹으면 그나마 산성화를 억제할 수 있고 나아가 고혈압, 당뇨는 물론 암도 예방할 수 있다. 흰 쌀밥, (육)고기, 생선, 스트레스를 피하고, 현미 채식이 건강을 회복하는 데 최선이다.

대사질환은 혈액순환, 림프순환 장애가 제일 먼저 찾아온다. 혈액순환이 잘되는 정상 혈관을 4차선이라고 해보자. 스트레스를 받으면 혈관이 수축하고 노폐물과 독소가 혈관에 쌓이면 혈관 벽이 두꺼워져 3차선으로 좁아진다. 그러면 염증이 잘 생기고, 혈압과 혈당에 문제가 발생한다. 이를 관리하지 않으면 2차선으로 더 좁아지는데 이때 비로소 고혈압, 당뇨 환자가 된다.

고혈압은 세포에 산소와 영양소가 공급되지 않아 혈압이 올라가는 데 원인이 있다. 좁아진 혈관에서 산소와 영양소를 공급하려고 혈압을 올리는 것이다. 이를 모른 채 약만 먹으면 세포에 산소와 영양소가 공급되지 않아 세포가 손상되고 결국 죽는다.

대사질환이 더는 관리되지 않을 때 종양으로 나아간다. 종양은 정상 세포가 살지 못해 생긴다. 암세포는 산소와 영양소를 공급받지 않아도 살 수 있다. 암은 산소가 없는 저산소 구역에서도 살고, 영양소 공급을 받지 않아도 젖산으로 에너지를 만들 수 있다.

대사질환의 더 정확한 표현은 기혈 순환 장애라고 할 수 있다. 동양의학 개념으로 '기'는 평소 많이 들어본 경혈·경락을 통해 순환하는바, 이 '기'가 막혀도 몸에 병이 생긴다.

활성산소는 모든 만성질환의 주범으로 가공할 폭탄과 같다. 이 악성 폭탄에는 3종류가 있다. 첫 번째, 산소(O_2)가 전자를 잃어버려 발생하는 활성산소(O_2-)다. 이것은 세포를 파괴하고 염증을 일으킨다.

또 활성산소가 수소와 결합하면 과산화물(H_2O_2)이 되는데 이것이 두 번째 폭탄으로 주로 궤양을 일으킨다. 염증이 더 악화하면 궤양으로 가는 게 이 때문이다. 과산화물(H_2O_2)이 2개로 분리되면 히드록실기(OH-)가 되는데 이것이 폭탄 중 가장 악성으로 주로 암세포를 만든다.

활성산소가 많아지면 세포를 파괴하는데 제일 먼저 세포막을 파괴한다. 세포막이 산화된 질환이 염증이다. 각종 만성 염증은 암의 원인이 된다. 제때 관리하지 않고 내버려 둔 결과다.

세포막 다음으로 미토콘드리아가 손상된다. 미토콘드리아는 에너지를 만들고 저장하는 발전소 기능을 한다. 세포 하나에 있는 100~300개의 미토콘드리아가 손상되면 에너지를 만들지 못해 기운이 빠진다. 각종 대사질환이 이 단계에 해당한다. 미토콘드리아가 변이되면 핵에 바로 영향을 미친다. 유전자 변이다. 이것이 바로 양성종양, 악성종양이다. 요컨대 세포는 세포막 → 미토콘드리아 → 핵으로 차례차례 손상된다.

양성종양인 지방종, 용종, 근종은 요즘 흔한 질환이 됐다. 하지만 이를 내버려 두면 고형암으로 진행할 수 있다. 활성산소는 각 장기 세포뿐 아니라 혈관 세포까지 손상을 일으켜 혈관 질환도 일으킨다. 이 때문에 장기 기능이 떨어지고 여러 합병증이 생긴다.

CHAPTER 04

스트레스와 독소가 주범

대사질환의 더 근본적인 원인은 스트레스와 독소다. 스트레스는 혈관을 수축시키고 활성산소를 많이 만들어 세포를 계속 파괴한다.

스트레스는 3가지로 나뉜다. 첫째가 심리적 요인으로 고민, 불안, 초조, 공포, 우울, 슬픔, 분노 등이다. 둘째가 육체적 스트레스로 오는 과로, 불면, 외상 등이다. 셋째는 환경적 스트레스로 공해(공기), 전자파, 방사선 등이다.

미세먼지, 핸드폰, 전자레인지, 드라이기 등도 몸을 병들게 한다. 가전제품 중에 전자파가 가장 많이 나오는 것은 전자레인지인데, 음식의 영양소도 파괴하므로 쓰지 않는 편이 좋다.

독소는 그중에서도 수은, 카드뮴, 납, 비소 같은 중금속이 가장 큰 문제를 일으킨다. 이들 중금속은 생선과 도로변 매연이 주요 원인이다. 이것들은 도로변이나 공장 지역에 오래 살았다면 거의 100% 검출된다. 생선과 회를 좋아해도 마찬가지다. 금속성 치아(금이)도 중금속으로 이 시술을 한 사람들의 모발을 검사해보면 대부분 기준치 이상으로 나온다.

다음에 간 유독 물질인 약물, 농약, 알코올, 식품첨가물, 과산화지질, 담배 등이 있다. 이것들은 해독과 대사에 주요한 기능을 하는 간 기능을 떨어뜨리고 훼손한다. 그러므로 빨리 약을 졸업해야 한다. 매일 먹는 먹거리에는 농약이 다량 들어있다. 유기농도 믿을 수 없을뿐더러 식품첨가물이 많이 들어간 가공식품도 피하는 게 좋다.

미생물 독소도 있다. 인체에는 엄청난 수의 미생물이 산다. 인체 세포가 60~70조 개 정도인데, 대장에 있는 세균만 100조 개다. 세균을 다 합하면 인체 세포 수의 몇 배나 된다. 이 중에서 장내세균이 가장 중요하다.

건강한 장의 상태는 유익균이 85%, 유해균이 15%로 균형을 이룬다. 그러나 유해균이 늘면 장에 문제가 생긴다. 장 세포의 융모가 파괴되고 장 세포의 긴밀 결합이 끊어져 흡수 기능이 떨어지며 장의 노폐물과 독소가 혈액으로 들어와 알레르기 등 다양한 질환의 원인이 된다. 결국, 면역에 혼란이 생기고 면역력이 떨어진다. 인체 림프 중 60~70%가 장에 있다. 모든 만성질환은 장부터 다스려야 한다.

단백질 분해물이 독소가 될 수 있다. 현대인은 단백질을 많이 먹는다. 모든 단백질이 소화·분해돼 피가 되고 살이 되면 얼마나 좋을까마는 그렇지 않은 게 문제다. 특히 동물 단백질은 노폐물과 독소를 많이 생성한다. 암모니아, 요산, 요소 등이 대표적이다. 이것들은 몸에 쌓이고 몸을 산화해 세포를 파괴한다.

병리 과정으로 보면 결국 몸을 훼손하는 주범은 먹거리다. 야식, 과식, 폭식은 몸에서 소화·분해, 연소가 되지 않아 많은 노폐물과 독소를 만든다.

노폐물과 독소는 먼저 위, 장, 담도 등 소화기에 쌓이고, 혈액과 림프액을 통해 전신으로 파급된다. 혈액과 림프액은 끈적끈적해지고 혈관에 쌓여 혈관 벽이 두꺼워진다. 그러면 세포에 산소와 영양소가 잘 공급되지 않아 세포가 망가진다. 대사질환, 장기 기능장애가 생기고, 암세포가 만들어진다.

또 하나의 병리 과정은 정신적 원인인 스트레스다. 대인관계에서의 갈등, 정신적 트라우마, 부정적인 심리가 오래도록 지속하면 스트레스 호르몬이 급격히 증가한다. 그러면 혈관을 수축해 혈액순환 장애가 생기고, 혈액순환 장애가 지속하면 세포에 산소와 영양소가 공급되지 않아 세포와 장기를 망가뜨린다. 스트레스는 소화, 배설, 면역 기능에도 문제를 일으킨다.

CHAPTER 05

아무도 모르는
영양 불균형의 재앙

영양 불균형 또한 만성질환의 원인이다. 요즘 사람들은 너무 잘 먹는데 제대로 먹지는 못하고 있다. 무슨 뜻인가? 미네랄, 비타민, 오메가 지방산으로 대표되는 항산화 물질이 부족하다는 의미다. 최근 통계로는 70~80%의 현대인에게 이것들이 부족하다.

이 3가지 영양소는 통곡류, 채소, 과일에 많다. 오메가 지방산은 특히 식물성 기름과 견과류에 풍부하다. 항산화 물질이 부족하면, 인체의 산성화를 막지 못해 문제를 일으킨다.

현대인들에게 제일 부족한 영양소는 미네랄이다. 화학 농법 탓에 현대인들의 100%가 미네랄 부족에 시달린다. 비료, 살충제, 제초제 등을 쓰면서부터 농약 성분이 땅속 미네랄과 결합해 미네랄을 없애버리기 때문이다.

땅에 미네랄이 사라지면 여기서 자라는 각종 먹거리인 곡식, 채소, 과일에 있어야 할 미네랄이 부족해진다. 현재 농산물의 미네랄양은 50년 전에 자연 농법으로 키웠을 때보다 평균 5배 이상 모자란다고 한다. 곡식, 채소, 과일을 듬뿍 섭취해도 영양이 부족할 수밖에 없다.

유기농 인증을 받으려면 3년만 농약을 사용하지 않으면 된다지만 제초제는 10년을 간다. 유기농 인증을 받은 농산물도 문제가 있다는 뜻이다.

몸을 구성하는 54종의 원소 중에서 C(탄소), H(수소), O(산소), N(질소) 빼고는 모두 미네랄이다. 미네랄이 부족하면 대사 기능에 문제를 일으킨다. 나트륨, 칼륨, 칼슘, 마그네슘은 인체에서 제일 많은 미네랄로 균형이 잘 맞아야 한다.

한편 적은 양이지만 꼭 필요한 미네랄에는 철분, 아연, 요오드, 구리, 망간, 셀레늄, 코발트 등이 있다. 아연은 대사 기능, 세포 분열, 면역 기능에 아주 중요하고, 셀레늄은 항산화 작용이 아주 뛰어나다. 환우들은 필수로, 건강한 사람도 건강 관리를 위해 미네랄이 부족하지 않도록 보조식품으로 챙겨 먹는 게 좋다.

면역체계와 대사에
큰 영향을 미치는 장내세균

요즘 의학계에서 장내세균이 핫이슈다. 장내세균이 질병을 일으키기도 하고 치료하기도 한다는 것이다.

비만이 장내세균 때문에 발생한다는 연구결과가 있다. 날씬하거나 비만한 사람의 장내세균 분포가 다르다는 것이다. 비만한 사람은 퍼미큐티스(Firmicutes)라는 장내세균이 많은데 반해, 날씬한 사람은 박테로이데테스(Bacteroidetes)라는 세균이 많다고 한다.

비만 외에도 다양한 질병 즉, 당뇨병, 전신염증, 패혈증, 대사증후군, 천식, 심장질환, 류머티즘, 고혈압, 간 질환, 내분비 이상, 대장암, 대장염, 염증성 장 질환 등이 장내세균에 의해 발생한다. 많은 대사성 질환과 만성질환의 원인이 된다는 의미다.

이렇게 인체 면역체계와 대사의 많은 부분을 좌우하는 장내세균은 유전적인 요인보다는 장의 환경에 따라 달라진다. 식품, 나이, 염증, 스트레스, 과다한 항생제 복용 등이다.

그래서 만성질환이 생겼을 때는 제일 먼저 장을 다스려야 한다. 새는 장 증후군(Leaky Gut Syndrome)이 있다. 건강한 장은 장내 세포들이 단단하게 결합해 있는 밀착연접(Tight junction) 상태를 유지하고, 융모가 살아있어서 노폐물과 독소는 차단되고 영양소가 잘 흡수된다. 그러나 장이 병들면 세포들에 틈새가 생겨 소화되지 않은 음식물 찌꺼기, 대사산물, 노폐물, 독소, 세균이 세포로 들어오게 된다. 그러고 나서는 혈관으로 들어온다. 여러 가지 대사질환, 신경계 질환, 면역성 질환이 이렇게 발생하는 것이다.

실제 비만, 당뇨병, 고혈압, 우울증, 불안증, 주의력 결핍 및 과잉행동 장애(ADHD), 여러 가지 자가면역질환들이 '새는 장 증후군' 같은 장 문제로부터 시작된다고 알려졌다.

2

당뇨병의
자연치유

CHAPTER 01

당뇨병의 원인

당뇨로부터 시작되는 병은 셀 수 없을 정도다. 먼저 당뇨가 생기는 기전부터 알아보자.

혈액 속 포도당이 세포 내로 운반되려면 인슐린의 도움이 필요하다. 인슐린은 인슐린 수용체와 결합해 포도당이 세포로 들어가는 문을 여는데, 이 역할을 제대로 하지 못하면 세포가 포도당을 제대로 받아들이지 못해 혈액 내 당 수치(혈당)가 올라간다.

포도당이 세포 안으로 들어가야 미토콘드리아에서 에너지를 만들 수 있으니, 당뇨 환자는 이 과정의 문제로 에너지가 떨어진다. 인슐린이 포도당을 세포 안으로 끌고 들어가는 기능이 떨어진 현상을 '인슐린 저항성'이라고 부른다.

당뇨는 크게 제1형과 제2형 당뇨로 분류한다. 제1형 당뇨는 인슐린을 분비하는 췌장의 베타세포가 망가져 인슐린 분비가 감소해 혈당이 증가하는 질환으로, 소아형 당뇨병이며 전체 당뇨병의 1% 정도를 차지한다. 제1형 당뇨병은 자가면역질환이다. 면역세포가 췌장을 공격해 췌장 세포를 손상한 것이다.

당뇨병 환자는 대부분 제2형이다. 인슐린 저항성이 생기면서 인슐린의 작용이 원활하지 않아 혈당이 올라간다. 역설적인 것은 인슐린 부족으로 혈당이 올라가는 것이 아니라 외려 인슐린이 정상인들보다 높은 고인슐린혈증이 많다는 점이다. 따라서 당뇨병이라고 해서 무조건 인슐린을 보충하는 것은 답이 아니다. 이럴 때는 인슐린 저항성을 낮춰야 혈당을 떨어뜨릴 수 있다.

CHAPTER 02

인슐린 저항성을 극복하는 방법

인슐린 저항성을 극복하는 방법은 무엇일까?

첫째, 허리둘레를 줄여야 한다. 인슐린 저항성의 척도는 허리둘레다. 내장지방이 쌓이면 쌓일수록 인슐린이 고저항성일 확률이 높아진다.

둘째, 당 지수가 낮은 식사를 해야 한다. 흰 쌀밥, 흰 밀가루, 흰 설탕, 감자 이런 것들이 당 지수가 높은 음식들로 혈당을 크게 끌어올린다. 당 지수가 높은 음식을 피하고 현미나 채소처럼 당 지수가 낮은 음식을 주로 섭취하는 게 좋다.

셋째, 매일 걷기 운동을 해야 한다. 유산소 운동은 인슐린의 효율성과 민감도를 높인다. 운동하면, 근육세포가 포도당을 7~40배나 많이 받아들인다. 근육량을 키우는 만큼 혈당을 낮출 수 있다.

최근에 필자가 보급하는 운동이 하나 있는데, 일명 '혈당 내리는 10분 운동법'(유튜브에 '혈당 내리는 운동' 검색)이다. 방법은 아주 쉽다. 10분 동안 신나는 음악을 틀어놓고, 앞부분은 붙이고 뒤꿈치를 들었다 놓았다 하면서 스텝을 밟으면 된다. 이 운동은 10분 만에 4,000보(30분)를 걷는 효과를 낸다.

스텝 운동은 혈당이 높은 사람에게 혈당을 바로 내려준다. 혈당이 120 이상인 사람 19명을 대상으로 한 실험에서 혈당이 평균 44나 떨어지는 결과가 나왔다(아래 표 참고).

10분 스텝 운동은 추운 겨울철이나 미세먼지 많은 날에 실내에서 할 수 있는데다가 부족한 운동을 짧은 시간에 보충하는 데 뛰어난 효과를 낸다. 고혈압, 당뇨병 등 대사질환뿐 아니라 암 환우들에게도 좋다. 암도 대사질환이며 운동은 암세포를 굶겨 죽이는 전략 중 하나이기 때문이다.

이름	BST			이름	BST		
	운동 전	운동 후	차이		운동 전	운동 후	차이
장○○	144	106	-38	오○○	122	94	-28
임○○	367	272	**-95**	나○○	344	272	**-72**
전○○	145	114	-31	임○○	126	109	-17
정○○	176	115	**-61**	엄○○	144	131	-13
김○○	134	115	-19	홍○○	136	75	**-61**
권○○	240	154	**-86**	이○○	290	145	**-145**
안○○	129	118	-11	김○○	182	132	**-50**
강○○	126	102	-24	조○○	182	160	-22
조○○	137	123	-14	최○○	132	98	-34
김○○	148	125	-23				
소계	1,746	1,344	-402	소계	1,658	1,216	-442

합계	3,404	2,560	-844	인원	19
평균	179.16	134.74	**-44.4**		

　넷째, 인슐린의 가장 큰 적은 스트레스다. 산화 스트레스가 혈당을 올린다. 스트레스를 조절하고 관리하는 것도 중요하다.

　이 네 가지 방법은 인슐린 저항성을 낮춰 혈당을 내리게 한다. 짧게는 한 달, 길게는 두세 달이면 당뇨약을 졸업할 수 있다.

당뇨병이 수많은 질병의 근원이 되는 과정은 이렇다. 당뇨병이 생기면 혈액이 끈적끈적해진다. 혈액순환 장애가 생기고, 혈관 벽에 압력이 더 강해져 고혈압이 된다. 혈액 점성은 높아져 혈관에 미치는 압력이 높아지므로 모세혈관이 견디지 못하고 터지거나 망가진다.

모세혈관이 가장 많이 분포된 조직이 망막과 신장이다. 당뇨병 환자들에게서 가장 크게 망가지는 기관이 망막과 신장인 것은 이 때문이다. 망막변성으로 시력장애가 오고, 신장 사구체가 망가져 신부전증이 온다.

또 심장에서 가장 멀리 있는 발까지 혈액이 제대로 들어가지 못해 신경세포가 망가진다. 발이 저리고 감각이 사라진다. 신경병증이다. 신부전증. 망막변성. 신경병증은 당뇨병의 3대 합병증으로, 많은 당뇨병 환우가 고통을 호소한다.

CHAPTER 03

당뇨약의 부작용

당뇨병이 생기면 보통 당뇨약을 복용한다. 당뇨약은 처음에는 혈당을 내리는 데 도움을 준다. 그러나 문제는 약의 부작용이다. 약은 인체의 대사 기능 일부를 차단하거나 억제하면서 혈당을 낮추는데 이때 많은 부작용이 따른다. 간과 신장 기능에 문제를 일으키고, 치매의 원인 물질인 베타아밀로이드 생성을 늘린다는 보고가 있다.

당뇨약의 첫 번째 부작용은 체중 증가다. 당뇨약은 대부분 살을 찌운다. 흔히 사용하는 당뇨약의 기전은 인슐린 민감도를 높여서 혈당 증가를 줄이거나 췌장에서 인슐린을 더 원활하게 분비하도록 해서 혈당을 낮추는 것인데, 이 약물에 체중을 늘리는 부작용이 있다. 체중이 증가하면, 혈당이 더 올라가고, 혈당이 올라가면 복용량이 더 늘어난다. 그러다가 먹는 약으로 대처할 수 없어지면 인슐린 주사를 처방받고 인슐린은 다시 체중을 더욱더 증가시킨다. 인슐린양이 점점 늘어나는 악순환이 되풀이된다.

두 번째 부작용은 고혈압 위험을 높이는 것이다. 특히 인슐린 주사가 고혈압 위험도를 높인다. 인슐린 주사를 맞는 환자가 경구용 약을 먹는 경우보다 고혈압 위험이 더 크다.

인슐린은 혈중 나트륨양을 증가시키고 교감신경계를 자극해 결과적으로 활성산소량을 늘려 세포를 손상하는데, 특히 동맥 내 내피세포를 파괴해 혈관 질환을 일으킨다. 그러고 나면 고혈압이나 혈관 질환 같은 합병증은 피할 수 없게 된다.

자연의원을 찾는 많은 당뇨병 환우가 합병증이 온 경우다. 이 환우들은 위와 같은 과정을 거쳐 혈관 질환이 발생했다.

현대의학에서 당뇨병을 다루는 핵심은 혈당을 낮추는 데 있다. 하지만 약으로 혈당을 낮추는 것이 오히려 심혈관계 질환 사망률을 높이는 것으로 드러났다.

2008년 2월에 발표된 가장 최근의 연구결과에 따르면(이 연구는 미국 정부 자금 지원으로 계획된 연구 프로젝트의 결과였지만, 제대로 알려지지 않았다), 당뇨병이 생겼을 때는 이미 인체의 대사 기능은 정상이 아니다. 세포가 혈액 속 포도당을 받아들이지 못하면서 이미 몸은 심각한 대사 장애에 빠진 것이다. 이 대사 장애는 근본 원인인 대사 기능을 바로잡아야지, 약으로는 해결할 수 없다. 당뇨병은 근본적으로 대사 기능을 개선해야 치료된다.

CHAPTER 04

당뇨병과 그 합병증의 자연치유법

    당뇨 합병증이 생겼다면 기본적인 혈당 관리와 더불어 치료가 필요하다. 첫 번째는 해독이다. 혈관에 쌓인 노폐물과 독소를 제거해주는 혈관 청소와 혈액순환 개선(혈액 정화)을 위한 해독이 필요하다.

    두 번째는 세포 재생을 위한 영양요법이다. 합병증을 겪는 분들은 대부분 영양 상태가 좋지 않다. 영양소가 세포까지 제대로 전달되지 않은 탓이다. 이때는 아미노산, 오메가 지방산, 비타민 등이 많이 필요하다.

당뇨병 환자가 혈당을 조절하고, 합병증을 치유하려면 10가지 영양소를 먹어줘야 한다. 첫째가 크롬이다. 크롬은 인슐린 수용체가 인슐린을 쉽게 인식하도록 돕는다.

둘째는 아연이다. 아연은 췌장 베타세포의 기능을 복원하고 인슐린 수용체를 활성화해 당뇨병을 근본적으로 치료한다.

셋째는 오메가 지방산이다. 오메가 지방산은 만성 염증을 줄이고 인슐린 내성을 억제하는 효과가 있다.

넷째, 탄닌이다. 탄닌은 혈당을 낮추고 혈압을 내리며 지방질을 용해하는데, 여러 폴리페놀로 결합해 만들어지는 고분자 물질이라서다. 폴리페놀은 강력한 항산화 작용으로 당뇨병, 고혈압, 고지혈증, 심뇌혈관 질환의 원인이 되는 활성산소를 억제한다.

다섯째, 마그네슘이다. 마그네슘은 당뇨 발병 위험을 낮춘다. 마그네슘 섭취량이 많은 사람은, 전신 염증 지표는 물론 인슐린 저항성이 낮다.

여섯째, 비타민B군이다. 비타민B군 중 특히 B6와 B12는 건강한 신경 조직에 필수다. 특히 당뇨 합병증의 하나인 신경병증 예방에 꼭 필요하다.

일곱째, 비타민D다. 비타민D는 혈당을 조절하며, 몸에 들어가서 바이러스, 박테리아 그리고 다른 병균을 죽이는 물질을 만들어 당뇨성 궤양으로 오는 감염과 치주염을 예방한다.

여덟째, 비타민C다. 비타민C는 몸에 축적돼 눈, 신장, 신경의 세포를 손상하는 당의 일종인 소르비톨의 양을 낮춘다. 또 당뇨병 환자의 혈압도 내려주고 동맥을 더 유연하게 한다.

아홉째, 비타민E다, 비타민E는 혈당 조절을 돕고 혈관과 신경 세포를 보호한다. 신경 손상을 되돌릴 수 있고, 당뇨성 백내장과 동맥경화도 방지한다.

열째, 알파 리포산이다. 알파 리포산(Alpha-lipoic acid)은 혈당을 낮추고 당뇨 합병증, 특히 신체 말단 부위의 신경증을 개선한다. 또 다이어트, 비만에 효과적이며 비타민C, 비타민E의 균형을 조절하고, 비타민C, E 효과를 400배 증폭한다.

이 10가지 영양소는 당뇨병 치료와 합병증 예방에 큰 도움이 된다.

필자는 이 10가지 영양소를 만들어서 복용하게 하는데, 이 중에서 중요한 영양소 몇 가지와 이를 식품으로 먹는 효과적인 방법을 알려드리고자 한다. 첫째는 아연이다. 아연은 혈당을 내리는 데 가장 효과적으로, 견과류 중에서 가장 맛이 없기로 유명한 호박씨에 제일 풍부하게 들어있다. "호박씨 까"면 불쾌함을 유발할 수 있지만, 매일 호박씨를 까고 끼니마다 한 숟가락 정도 먹으면 당뇨약이 필요치 않다. 다음은 마그네슘이다. 마그네슘이 풍부한 식품은 녹색 잎채소다. 시금치, 케일, 상추 같은 녹색 잎채소를 하루에 한두 끼 정도 먹으면 좋다. 나머지 영양소는 식품이나 보조식품으로 복용하면 되는데, 오메가 지방산은 생압착 들기름을, 비타민B군은 버섯류나 비타민B 복합체를, 비타민C는 비타민나무 열매 하루 2스푼이나 1,000~3,000mg, 비타민D는 하루 2,000IU를, 비타민E는 하루 한주먹 정도의 견과류를 섭취하면 된다.

치유 사례는 대단히 많다. 최근에 자연치유아카데미 만성질환 캠프에 다녀가신 환우의 이야기다. "저는 2008년에 당뇨병 진단을 받았습니다. 지금까지 11년 정도 약을 복용했습니다. 그런데도 악화하는 것 같았습니다.

처음에는 한 알로 시작한 약이 다섯 알로 늘었습니다. 여기 오기 전까지는 제가 다섯 알을 먹는지도 몰랐습니다. 여기 오기 전 대학병원에서 3개월마다 검사를 받았는데, 단백뇨 소견이 나왔습니다. 무척 놀랐습니다.

그제야 인터넷으로 조사하기 시작했습니다. 이때 조병식 원장

님을 알았습니다. 당뇨약을 끊고 싶은 굴뚝 같은 마음에 여기 오게 되었습니다.

10년 넘게 약을 먹으면서 느끼는 점이 많았습니다. 처음에는 잘 몰랐습니다. 병원에서 의사가 수치가 안 좋다면서 약을 늘려주면 그냥 받아들였습니다. 병원에서는 식이요법 같은 건 말해주지 않았습니다. 나빠지면 약 하나 더, 그렇게 조금씩 늘어간 것입니다. 답이 없는 길이라고 생각했습니다.

여기 오기 전부터 원장님 권유에 따라 식단을 관리해봤습니다. 그랬더니 약을 먹어도 나아지지 않던 혈당 수치가 개선됐습니다. 스스로 식이요법과 자연치유에 믿음을 품게 되었죠. 직접 와서 교육받고 식습관을 개선하고 싶었습니다. 운동, 명상도 도움이 된다고 생각했습니다.

여기 오기 전에는 8.6이던 당화혈색소 수치가 한 달 만에 6.4로 떨어졌습니다. 약도 세 알로 줄었는데, 이곳에 와서는 한 알까지 줄었습니다. 한 알만 먹었는데도 전보다 혈당 수치가 훨씬 좋습니다. 저는 자연치유라는 것이 근거 있는 치료라고 생각합니다."

이 분은 그 뒤 한 달 만에 당뇨약을 졸업했고, 정상 혈당을 유지하고 있다.

3
고혈압의
자연치유

CHAPTER 01

고혈압은 세포를 살리려는 방어 반응

전체 고혈압 환자의 90% 정도를 차지하는 '본태성 고혈압'은 내과 전문서적에 '원인 잘 모름'으로 나와 있다. 그러나 최근에 드디어 원인이 밝혀졌다. '세포에 영양이 공급되지 않는 상황이 생기기 때문'이다.

세포는 산소와 영양소를 공급받아야 정상기능을 유지하고 재생되는데, 이런 환경이 조성되지 못하면, 세포를 살리려고 인체는 혈압을 올린다. 그래야 몸의 먼 곳까지 혈액을 보낼 수 있으니 고혈압은 인체를 살리기 위한 하나의 방어 반응인 셈이다.

세포에 산소와 영양소가 제대로 공급되지 않는 원인 중 하나는 혈관이 수축해 있을 때다. 혈관에 노폐물과 독소가 쌓여서 혈관 벽이 두꺼워지거나 스트레스로 혈관이 수축하면 그 결과로 혈관은 좁아진다.

그다음이 영양 문제다. 영양이 모자라면 세포에 영양소가 공급되지 않으니 혈압이 높아진다.

또 다른 원인은 비만이다. 비만은 혈류 증가, 심박출량 증가, 교감신경계 활성화, 레닌-안지오텐신계 활성화, 나트륨 저류 등으로 혈압을 상승시킨다.

급성으로 혈압이 올라갈 때는 혈관이 터질 수 있다. 이때는 일단 혈압약을 복용하면서 혈압을 조절해야 한다. 문제는 원인 치료를 하지 않고 지속해서 혈압약을 먹을 때다. 몸이 필요해서 혈압을 높이는데 억지로 낮추려다 보니 또 다른 문제가 생기는 것이다.

신장 결함으로 혈압이 높아질 때가 있다. 이때는 '레닌'이라는 물질이 혈압을 올린다. 혈압이 높아도 신장이 망가지지만, 약으로 혈압을 너무 떨어뜨려도 신장을 망가뜨리는 결과를 초래한다. 합병증을 예방하려면 혈압약을 짧게 쓸 필요는 있지만, 길게 쓰는 것은 문제가 된다.

CHAPTER 02

고혈압을 치유하는
3가지

고혈압을 치유하는 대안 중 첫 번째가 운동이다. 운동은 혈관을 확장하고 혈액순환을 촉진해 혈관에 콜레스테롤과 노폐물이 쌓이지 않도록 한다.

운동으로는 걷기가 가장 좋은데, 걸으면 심근의 수축기능이 향상한다. 또한, 제2의 심장인 장딴지 근육의 수축·이완 작용으로 혈액을 순환하게 해주고 심장 부담을 줄여 혈압이 떨어진다. 운동은 좋은 콜레스테롤인 HDL콜레스테롤을 늘리고 나쁜 콜레스테롤인 LDL콜레스테롤과 중성지방을 줄여 혈액이 끈적거리지 않게 해 혈압을 떨어뜨린다.

운동할 시간이 부족한 현대인들에게는 앞에서 소개한 '혈당 내리는 10분 스텝'도 좋고 계단 오르내리기도 좋다. 필자는 평소에 엘리베이터나 에스컬레이터보다 계단을 이용하는데, 그렇게 하면 수명이 늘어난다는 보고서들이 있다.

다음은 식이요법이다. 동물 단백질은 가능한 한 적게 먹고, 현미잡곡밥, 채소 위주로 먹으면 세포에 미네랄, 특히 칼륨을 많이 공급해줘 나트륨을 제거해 혈압을 떨어뜨리게 도와준다. 현미 채식은 혈액도 맑게 해 혈관에 좋은 영향을 미친다.

육식을 즐기는 현대인들에게는 어쩌면 이게 제일 어려울 수 있다. 육식을 줄이려면 일주일에 한두 번 정도로 육식하는 날을 정하고, 육식할 때는 꼭 채소에 쌈을 싸 먹도록 한다. 그러면 고기 섭취량도 줄고 항산화 식품인 채소를 함께 먹게 돼 활성산소를 많이 만드는 육식의 폐해를 줄일 수 있다.

현미잡곡밥은 현미를 주로 해서 콩이나 보리, 율무, 수수 등의 잡곡류를 조금씩 섞어서 먹으면 된다. 현미가 거칠고 잘 소화되지 않는다고 꺼리는 사람들이 많은데, 이를 해결하려면 발아 현미를 쓰거나 5분도 현미부터 먹거나 현미량을 조금씩 늘여가는 방식으로 해본다. 만일 일반 현미로 한다면 전날 저녁에 현미를 물에 담갔다가 아침에 밥을 지으면 부드럽게 먹을 수 있다.

세 번째는 영양요법이다. 칼슘, 칼륨, 마그네슘이 풍부한 미네랄 식품이 혈압을 조절하는 데 도움을 준다. 게르마늄, 몰리브덴, 오메가-3도 혈관과 혈압 조절에 도움이 된다.

미네랄이 풍부한 식품은 통곡류, 채소, 과일에 풍부하므로 이를 주식으로 하는 것이 기본이다. 여기에 자주 강황이나 해조류를 먹는 것이 좋다. 보충제로 먹는다면 한두 가지보다는 여러 가지 미네랄이 함께 들어있는 천연식품으로 복용하는 것이 좋다. 오메가-3는 아마 씨나 들깨에 풍부하다.

또 비타민D가 중요하다. 특히, 신장에 문제가 있다면 꼭 비타민D를 복용해야 한다. 신장 문제로 혈압이 오르는 경우는 '레닌'이라는 물질 때문인데, 이를 억제하는 것이 비타민D다.

만성신부전증 환자들이 복용하는 혈압약은 대부분 '안지오텐신 2 억제제'다. 그런데 비타민D가 '안지오텐신 2'의 전구물질인 '레닌'을 억제할 수 있어 '안지오텐신 2 억제제'를 대신할 수 있다.

적도에서 먼 지역일수록 고혈압 환자가 많다는 보고가 있다.

햇빛 비타민인 비타민D가 부족해서 고혈압 환자가 많다는 것이다. 비타민D는 식품으로 잘 합성되지 않아 햇빛을 충분히 받는 것이 무척 중요하다. 하루 1~2시간 정도, 햇빛 아래서 산책하는 것이 가장 좋다.

만일 비타민D가 크게 부족하다면, 하루에 2,000IU 정도를 보충해줘야 한다. 비타민D 제품을 하루 한 번 정도 2,000IU 정도 복용하는 게 좋다. 비타민D가 풍부한 식품으로는 햇볕에 말린 표고버섯이 있다. 말린 표고버섯을 하루에 한 번 정도 반찬으로 만들어 먹거나 차로 끓여 먹으면 효과적이다.

오메가 지방산 섭취도 필요하다. 특히 오메가-3이 결핍되기 쉬우므로 들깨, 아마 씨, 아보카도, 올리브유, 견과류 등을 섭취해 보충해야 한다. 이를 제대로 섭취하는 방법은 끼니때마다 생압착한 들깨 기름이나 아마 씨 기름을 먹는 방법이 가장 좋다. 필수지방산은 혈압을 조절하는 생체 호르몬인 '프로스타글란딘'의 원료이므로 필요하다.

혈관 질환이 있다면 비타민E도 매우 중요하다. 비타민E는 항산화 작용을 하며 혈관 청소에 효과적이다. 올리브, 해바라기, 홍

화씨, 아마 씨유, 호두 등 견과류와 통곡류, 녹색 채소에 풍부하게 들어있다. 비타민E를 효과적으로 섭취하려면 매일 간식으로 견과류를 한 주먹씩 먹자. 다만 칼륨 수치가 높은 만성신부전증 환자는 견과류 섭취를 제한해야 한다.

CHAPTER 03

고지혈증의 자연치유

고지혈증은 과도한 포화지방과 열량(칼로리) 섭취로 혈중에 지질이 올라가는 대사증후군의 일종이다. 고지혈증은 심혈관 질환의 원인이 되므로 관리가 중요하지만, 과도하면 오히려 문제를 초래한다.

병원에서는 콜레스테롤이 200 이상만 돼도 콜레스테롤 저하제를 처방하고 이를 장기 복용하라고 한다. 150 이하로 떨어졌을 때도, 심지어 100 이하가 돼도 계속 약을 먹게 하는 경우를 보는데, 콜레스테롤을 무조건 나쁘다고 보는 잘못된 인식과 상업적인 처방 탓이다.

콜레스테롤은 성호르몬, 세포막의 원료로 인체에는 적절한 콜레스테롤이 필요하다. 약물로 억지로 낮춰서는 안 된다.

콜레스테롤 수치는 200 전후가 제일 좋다. 각 나라 인구를 대상으로 한 WHO 조사결과를 보면, 제일 건강한 사람의 수치는 200~230으로 나와 있다.

콜레스테롤 저하제를 장기적으로 복용하는 사람 중에 허리와 다리 근육이 아프다고 호소하는 경우가 많다. 기억력은 물론 성욕도 떨어진다고 한다. 근육이 부서지고, 신경세포가 망가지며, 성호르몬이 감소한 결과다. 그래서 무조건 낮추는 게 아니라 적절한 수치로 콜레스테롤을 유지하는 것이 중요하다.

최근에 필자의 이런 견해를 증명하는 연구결과가 미국과 일본에서 나왔다. 전자는 LDL콜레스테롤이 너무 적으면 뇌출혈(출혈성 뇌졸중) 위험이 커진다는 것, 후자는 HDL콜레스테롤이 낮으면 치매 위험도가 높아진다는 것이다.

미국의 연구결과로는 LDL콜레스테롤 혈중 수치가 70mg/dL 아래로 내려갈수록 뇌출혈 위험이 점점 커진다. 특히 LDL콜레스테롤 수치가 50mg/dL 이하 그룹은 70~99mg/dL의 그룹보다 뇌출혈 발생률이 169%나 높았다. 연구팀은 LDL콜레스테롤이 적정선으로 유지돼야 한다는 사실을 증명한다고 설명했다. LDL콜레스테롤의 적정치는 100 정도다.

일본의 연구결과에 따르면, 중년기(40~59세)를 대상으로 HDL콜레스테롤 수치가 가장 낮은 1그룹(HDL콜레스테롤 50㎎/dL 미만)보다 HDL콜레스테롤 수치가 약간 높은 2그룹(HDL 50~59㎎/dL)에서 경도인지장애 위험이 12% 감소, 3그룹(HDL 60~69㎎/dL)은 23% 감소, HDL콜레스테롤 수치가 가장 높은 4그룹(HDL 70㎎/dL 이상)은 53% 감소했다.

또 HDL콜레스테롤이 높을수록 치매에 덜 걸린다는 것도 확인했다. HDL콜레스테롤 50㎎/dL 미만 그룹보다 50㎎/dL 이상 그룹에서 치매 위험이 63%나 낮았다. 연구팀은 "낮은 HDL콜레스테롤이 치매의 위험 요인 중 하나라는 것을 보여준 연구"라고 했다. 이렇게 HDL콜레스테롤이 치매 위험을 낮추는 이유는 HDL을 운반하는 지단백이 치매 원인 물질인 베타 아밀로이드 단백질의 분해를 촉진하는 데 있을 거로 추정된다.

콜레스테롤이 심장병의 유일한 원인이라는 생각 역시 오해다.

심장병의 주된 원인은 염증이므로 이를 잡아야 심혈관 질환을 예방할 수 있다.

그럼 고지혈증과 심장병을 일으키는 콜레스테롤 수치를 약물을 복용하지 않고 어떻게 낮출 수 있을까?

이 역시 현미 채식 위주의 자연식을 하면 된다. 현미밥 반 공기에 서너 가지 채소 반찬을 위주로 먹고, 열량이 높은 고기나 생선은 일주일에 한두 번 정도로 먹는 횟수를 줄이고 먹더라도 소량으로 제한한다. 이렇게 먹으면 하루 2,000~2,500Kcal 정도 되는데, 고지혈증의 원인인 과도한 칼로리(3,000Kcal 이상) 섭취를 줄일 수 있다.

콜레스테롤을 올리는 주된 음식에는 포화지방이 많다. 돼지기름, 버터, 치즈, 전유, 살코기, 사탕 그리고 쇼트닝으로 구운 과자에 많다. 또 달걀노른자, 새우, 오징어류에 콜레스테롤이 풍부하므로 이들도 피하자.

규칙적인 운동도 필요하다. 운동은 몸에 좋은 HDL콜레스테롤을 생성한다. 이렇게 식이요법과 운동을 병행하면 석 달 내로 LDL콜레스테롤이 30 이상 줄고 HDL콜레스테롤은 5 이상 늘어나 대부분 정상 수치에 들어온다. 콜레스테롤 저하제를 복용할 이유가 사라진다.

또 필수지방산, 비타민, 미네랄을 섭취하면 콜레스테롤을 낮출 수 있다. 필자는 콜레스테롤 저하제 대신에 미네랄 식품과 오메가-3, 6, 9가 들어있는 지방산을 처방한다.

오메가-3, 6, 9가 골고루 들어있는 식품은 들깨다. 생압착한 들깨를 끼니마다 한 숟가락씩 먹는 것이 가장 좋은 방법이다. 오메가 지방산은 체내 염증을 줄이고 혈관과 심장에도 좋은 작용을 한다.

그래서 필자가 고지혈증 환우들에게 꼭 챙겨 먹어야 할 식품으로 추천하는 첫째가 들깨나 아마 씨이고, 둘째는 비타민E와 엽산이다. 비타민E는 하루 한주먹의 견과류로 엽산은 하루 한두 끼의 녹황색 채소로 먹으면 된다. 이 영양소들은 심혈관 질환도 줄인다.

고지혈증 합병증으로 심혈관 질환이 있을 때는 해독·재생요법으로 콜레스테롤을 낮추고 심혈관 질환을 치료할 수 있다.

첫째는 혈관 청소와 영양 공급이다. 나쁜 콜레스테롤과 중성지방이 주요 혈관에 쌓이면 심혈관 질환을 일으킬 수 있어 혈관 청소가 필수다. 병원에서는 아스피린이나 혈전 용해제를 처방하는데, 처음 석 달은 이런 약물을 복용해야 하며 이후에는 혈액을 묽게 만드는 식품을 먹으면서 혈전 용해제를 줄여나간다.

필자는 주로 강황을 사용한다. 강황의 커큐민 성분이 혈액 용해 작용을 한다. 또한, 계피, 당귀의 쿠마린 성분, 은행잎 추출물, 견과류의 비타민E 성분이 혈액을 맑게 하는 데 도움이 된다.

둘째는 간 청소다. 담관에 쌓인 콜레스테롤 덩어리, 담석을 제거하면 콜레스테롤 수치를 낮출 수 있다. 간 청소는 장과 함께해야 하는데 하루쯤 지방을 섭취하지 않고 저녁과 다음 날 아침, 두 번에 걸쳐 올리브유 150cc를 한꺼번에 마시면 한 주먹의 콜레스테롤 덩어리들이 설사와 함께 빠져나온다.

CHAPTER 04

비만의 자연치유

비만은 주요 질병 중 하나다

비만은 외모를 넘어 많은 질병과 연관돼 있다. 고혈압, 당뇨병, 고지혈증을 일으킬 뿐만 아니라 염증, 혈관 질환, 암을 발생시키기도 한다.

최근 영국 암연구소(Cancer Research UK)는 영국 보건안전청 집계 등을 분석한 결과 매년 영국에서 2만2,800건의 암이 비만으로 유발되는 것으로 분석되었고, 특히 대장암, 신장암, 난소암, 간암 등 4가지 주요 암에서 비만이 흡연보다 더 큰 발암 원인으로 부상했다고 전했다.

대장암의 경우 비만이 결정적인 발병 원인이었던 사례가 4,800여 건으로 집계됐다. 흡연 때문에 대장암에 걸린 것으로 추정되는 사례(2,800여 건)보다 많다. 하물며 신장암은 3,000여 건으로 흡연(1,500여 건)의 갑절이었다. 난소암과 간암도 마찬가지였다.

암 발병에 가장 큰 영향을 미치는 것은 여전히 흡연이지만, 흡연율은 갈수록 낮아지지만, 비만은 급격히 늘어나면서 이런 결과가 나왔다고 연구진은 설명했다.

미셸 미첼 영국 암연구소 소장은 "우리 자녀들은 금연 세대가 될 수 있겠지만, 우리는 기록적으로 높은 아동기 비만율에 직면했다"라면서 현재까지 13종의 암이 비만으로 유발되는 것으로 확인됐다고 덧붙였다. 이 연구소는 오후 9시 이전에 TV에서 정크 푸드 등 건강에 좋지 않은 음식물의 광고와 판매를 제한하는 방안을 제안했다고 한다.

과식과 잘못된 식습관이 비만을 부른다

비만은 세계보건기구 아시아태평양 기준으로 체질량지수(BMI) 25 이상이며, 과체중은 23 이상이다. 우리나라에서도 비만한 사람들을 자주 볼 수 있는데, 최근 20년 사이에 많이 늘어났다. 비만 증가율과 만성질환, 암 증가율은 거의 비례할 것이다.

영국에서도 문제가 된 것처럼 우리나라에서도 아동 비만율이 급격히 높아져 앞으로는 만성질환자와 암 환자가 더욱 늘어날 것이다.

비만의 주원인은 모두가 알다시피 과식이다. 현대인들의 하루 섭취 열량이 평균 3,700Kcal라는 통계가 있다. 대부분 과식하고 있다는 뜻으로 하루 2,500Kcal면 충분하다.

잘못된 식습관도 비만을 부른다. 특히, 아침을 거르는 것이 주된 원인이다. 아침을 거르면 점심에 과식하게 되고 소화가 늦어져 저녁 식사가 늦어진다. 결국, 복부비만이 찾아온다. 세끼만 꼬박꼬박 챙겨 먹어도 비만을 막을 수 있다.

비만을 일으키는 큰 원인 중에 최근 콘텐츠의 대세인 먹방을 빼놓을 수 없다. 대부분 맛있는 음식은 칼로리가 높은데, 하물며 방송이 주로 저녁 시간이다 보니 식탐과 과식을 부른다. 영국 암 연구소에서도 지적했듯이, 아이들 비만율을 낮추기 위해서라도 오후 9시 이전에 TV에서 정크푸드 광고를 금지할 필요가 있다.

비만의 자연치유법

비만을 해결하고자 많은 사람이 약에 의존한다. 처음엔 체중이 빠지지만, 요요현상 탓에 건강을 해치는 경우가 많다. 비만을 해결하려면 무조건 칼로리를 줄이는 수밖에 다른 특별한 방법이 없다.

우선 허리둘레를 줄이는 것이 급선무. 현미밥 채식만 하더라도 3달이면 3인치, 10Kg을 줄일 수 있다. 칼로리를 30% 이상 줄여주기 때문이다. 여기에 소식을 더하면 훨씬 효과적이다.

현미밥 채식이 처음인 사람들은 조금씩 바꾸어 나가면 된다. 처음에는 원래 식단에서 동물성을 하나 빼고 그 자리에 채소 반찬을 하나 추가하는 식으로 하고, 흰밥에 현미 잡곡 함량을 조금씩 늘려나가면 현미 잡곡밥도 적응된다. 그다음 단계로는 밥양을 줄이는 것이다. 한 주마다 10%씩 줄여나가서 반 공기까지 줄인다. 채소, 단백질, 탄수화물 순서로 먹으면 탄수화물 양을 더 줄일 수 있다.

배가 고파서 힘든 사람은 밥을 저항성 전분 형태로 만들어 먹으면 좀 더 효과적이다. 보통 쌀밥은 위에서 바로 소화, 흡수되는데, 베타 전분화한 저항성 전분은 대장까지 간다. 서서히 소화, 흡수된다는 얘기다.

저항성 전분 형태로 밥을 만드는 방법은 밥을 짓고 나서 냉동실에 넣어 얼렸다가 실온에서 녹여 먹는 것이다. 소화, 흡수가 천천히 되므로 공복감이 해소되고 혈당을 내리는 데도 효과적이다.

탄수화물을 줄이는 다이어트 방법 중에 '저탄고지'가 있는데, 최근 이 방법이 건강에 해롭다고 밝혀졌으니 유의하자. 저탄은 좋은데 지방이 많은 식사를 하면 '메틸글리옥살'이라는 당독소를 많이 만들어 당뇨, 고혈압, 비만, 동맥경화, 노화의 원인이 된다.

더 적극적인 다이어트 방법

좀 더 적극적으로 살을 빼고 싶다면, 간헐적 단식을 추천한다. 이 방법은 하루 두 끼를 먹고, 12~14시간 공복을 만드는 식사법이다. 아침, 점심은 먹고 저녁을 거르는 것이 좋다. 만약 아침을 오전 7시, 점심을 오후 1시에 먹는다면 그다음 날 아침까지 18시간 동안 아무것도 먹지 않게 되고, 소화, 흡수되는 4시간을 빼면, 14시간 공복이 된다. 다만 처음부터 이렇게 하면 힘들어서 쉽게 포기할 수 있으므로 12시간 공복부터 시작해보길 권한다.

처음 한 주는 저녁을 6시 이전에 가볍게 먹고, 그다음 주는 늦은 점심을 먹는 식으로 공복 시간을 늘려나가면 된다.

이 다이어트는 일반적인 현미 채식으로 하루 3끼를 먹는 방법보다 30% 이상 체중을 감량하게 해준다. 보통 현미 채식을 하면 석 달에 10Kg을 뺄 수 있는데, 현미 채식에 간헐적 단식을 더하면 무려 15Kg을 감량할 수 있다.

4

만성신부전증의
자연치유

사구체 여과율이
좋아지다

필자는 해독·재생요법으로 만성신부전증을 치유하는데,《만성신부전증은 자연치유 된다》를 출판할 당시에는 2016년 7월까지 치료한 32명의 환우를 대상으로 데이터를 냈지만, 최근 2018년 12월 말에 낸 데이터에는 총환자 수가 192명이다. 호전율은 아래 표와 같다.

치료 전·후	호전율	악화율	동일
	59%(113/192)	35%(68/192)	6%(11/192)

데이터를 낸 대상은 자연치유를 시작한 지 석 달 이상, 3단계 이상의 만성신부전증 환자로 총 192명 중 호전된 사람은 113명, 악화한 사람은 68명, 그대로인 사람은 11명으로 나왔다.

필자가 만성신부전증 환우들을 대상으로 처음 데이터를 낸 2016년 7월 이후에 네 차례에 걸쳐 데이터를 냈는데 호전율은 아래 표와 같다.

2015.1 ~ 2018.6	호전율	그대로 포함
	54%(62/113)	64%(73/113)

2018.6 ~ 2018.12	호전율	그대로 포함
	65%(51/79)	66%(52/79)

결과를 보면, 2015.3~2018.6 기간의 평균 호전율보다 2018년 6월 이후의 호전율이 높아졌다. 필자와 자연치유아카데미의 노하우, 환자 관리 능력이 향상하고, 새로운 신장 기능 개선제를 만

들어 사용한 결과다.

192명의 환우를 만성신부전증 단계별로 보면, 3단계는 48명, 4단계는 57명, 5단계는 87명이었으며 단계별 호전율은 아래 표와 같다. 단계별 호전율을 보면 크게 차이가 없지만, 5단계보다는 3단계, 4단계의 호전율이 더 높은 것을 알 수 있다.

	인원수	호전율	그대로 포함
3단계	48	60%(29/48)	77%(37/48)
4단계	57	61%(29/48)	65%(37/57)
5단계	48	56%(29/48)	57%(50/87)

단계별 사구체 여과율 평균 상승도는 2017년과 2018년 두 차례 데이터를 냈는데, 두 데이터의 수치 차이는 있지만, 만성신장병 단계가 낮을수록 더 크게 개선됨을 알 수 있다.

2017년	사구체 여과 변화 평균
3단계	+ 16.9(개선)
4단계	+ 10.4(개선)
5단계	+ 0.28(개선)
평 균	+ 9.19(개선)

2018년	사구체 여과 변화 평균
3단계	+ 7.31(개선)
4단계	+ 3.51(개선)
5단계	+ 0.63(개선)
평 균	+ 3.82(개선)

2017년 + 2018년	사구체 여과 변화 평균
3단계	+ 12.1(개선)
4단계	+ 7.0(개선)
5단계	+ 0.46(개선)
평 균	+ 6.52(개선)

두 데이터의 평균을 내면 3단계에서는 사구체 여과율이 12.1이 올랐으며, 4단계는 7.0이 올랐다. 즉, 사구체 여과율이 40에서 시작한 환우는 52까지 좋아졌으며, 20에서 시작한 환우가 27까지 좋아진 것이다. 그런데 5단계, 말기에 시작한 환우는 그렇게 증가하지 않았다. 석 달째 0.46 정도 오른 결과를 보였는데, 15 밑에서 시작한 환우는 더는 나빠지지 않는 것을 목표로 두어야 한다.

사구체 여과율은 신장 기능을 평가하는 기준으로 이 수치가 좋아졌다는 것은 사구체가 복원된다는 뜻이다. 현대의학에서는 아직도 이를 부정한다. 신장내과 전문의 몇 분에게 자료를 보여

주었지만 믿지 않으려 했다. 모 대학 교수님은 처음에는 신기한 듯 관심을 보였지만, 그다음에는 내가 언제 그랬냐는 듯한 태도를 보였다. 의사들은 웬만해서는 틀을 벗어나기가 어렵다.

사구체는 혈액을 거르는 필터 작용을 한다. 혈액의 99%는 걸러져 다시 몸으로 가고 걸러진 1% 노폐물이 소변으로 배출되는데, 사구체가 망가지면 혈액을 걸러주지 못하면서 문제가 생긴다.

사구체는 신장 양쪽에 각각 100만 개씩 있다. 신장 기능이 10%밖에 남아있지 않다는 건 사구체의 90%가 망가졌다는 뜻이다.

신장 사구체가 망가지는 원인은 첫째, 사구체 모세혈관이 막히기 때문이다. 당뇨가 있으면 혈액이 뻑뻑해지고 엉키고 신장 결석이 생겨 혈관이 막힌다. 사구체는 모세혈관으로 이뤄졌으므로 혈관이 막히면 산소와 영양소가 제대로 공급되지 않아 신장 사구체 세포가 파괴된다. 또 혈압이 높아져 사구체 모세혈관이 터지며 망가지기도 한다.

둘째, 염증 때문에 망가진다. 당뇨가 염증을 유발하고 또 자가면역질환으로 면역세포들이 사구체를 공격해 염증을 일으킨다.

울산과기원(UNIST)에서 당뇨병성 신장병 원인을 찾았다는 논문이 발표됐다. 이 논문에 따르면 고혈당이 되면 혈액에서 염증 반응이 활성화되고, 그러면 대식세포가 신장에 빈번하게 침투해 염증 반응을 일으키고 신장을 손상한다는 것이다.

자연치유의 기본은 원인 치료다. 만성신부전증의 치유는 사구체가 망가지는 원인을 개선하고, 사구체를 재생하는 것이다. 첫 번째 방법은 사구체가 염증으로 파괴되므로 면역을 올려서 염증을 개선한 다음 혈관 청소(킬레이션)와 영양요법으로 사구체를 재생한다. 요컨대 염증을 억제해 사구체 파괴를 막고, 사구체에 혈액이 통하도록 한 후에 산소와 영양소를 공급해 사구체를 복원해서 사구체 여과율을 개선하는 것이다.

그러려면 다섯 가지 방법 즉, 식이요법, 규칙적인 운동, 스트레스 관리, 해독, 재생요법이 필요하다.

CHAPTER 02

염증을 억제해
사구체 파괴를 막는다

면역세포에서 염증과 관련된 사이토킨이 많이 분비되면 염증이 생긴다. 염증이 악화하면 결국 조직이 파괴된다. 암, 당뇨병, 그리고 자가면역질환은 모두 조직에 염증을 일으킨다. 필자는 면역을 높여서 염증을 억제하는 대안적 치료법을 쓴다.

면역세포의 일종인 마크로파지에서 사이토킨인 TNF-@, MCP-1, IL-1이 분비되면서 염증이 생기고 인슐린 저항성이 높아진다.

이 기전에 따르면 사이토킨을 억제하면 반대로 염증을 억제할 수 있고 인슐린 저항성도 떨어뜨려 혈당을 낮출 수 있다. 염증을 억제하면 자가면역질환과 당뇨가 좋아질 수 있다는 의미다. 필자는 이 기전으로 만성신부전증도 좋아진다고 보는데, 아직 가설이지만 곧 실험을 통해서 밝힐 계획이다.

면역세포인 NK세포를 활성화하면, 염증 물질을 제거해 염증성 면역질환이 개선된다. 필자는 그동안 NK세포를 활성화하는 방법을 통해 염증을 억제해 왔는데, 그 결과는 수백 명의 환자로부터 증명됐다. 이를 "NK세포 요법"이라고 부른다.

아래 그림은 면역세포 능력검사 결과를 보여준다. 면역을 높여주거나 조절하는 식품을 복용하면 면역을 높일 수 있다는 뜻으로 막대 그래프 길이만큼 면역세포인 NK세포 활성도를 높인다는 것이다.

건강한 사람의 면역력은 2,300~2,800이다. 그러나 합병증이 생긴 만성질환자는 1,500 전후로 나온다. 이 수치는 암 환자와 비슷하다. 만성신부전증, 당뇨 합병증, 자가면역질환과 암 환자 모두 면역이 떨어져 염증이 생기므로 먼저 면역을 높여 염증을 억제해야 한다.

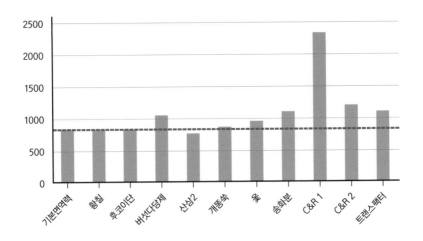

여기서 검사한 식품들은 대부분 암 환우들이 면역을 높이거나 항암작용을 한다고 복용하는 것인데, 중요한 것은 이들 식품을 복용한 환우가 저마다 다른 수치를 보인다는 점이다.

따라서 이 검사 결과를 토대로 식품을 복용해야 면역을 높일 수 있다. 사람마다 체질이 다르기 때문이다.

필자는 이 검사 결과를 토대로 자기 체질에 맞는, 면역을 높이는 식품을 복용하도록 한다. 면역 수치, 즉 NK세포 활성도를 높이는 식품을 복용해야 면역을 올릴 수 있고, 그만큼 염증을 억제할 수 있기 때문이다.

CHAPTER 03

신장을 청소하고
혈액을 정화하라

    신장 청소는 신장 혈관을 청소한다는 의미로 받아들이자. 혈관 청소는 일종의 '킬레이션 요법'을 이용한다. '킬레이션'이란 혈관과 세포의 유해물질을 화학적으로 결합해 몸 밖으로 배출하는 방법이다. 킬레이션의 핵심은 음이온 물질을 인체에 쌓인 양이온 물질과 결합하게 해서 제거하는 것이다.

    신장 청소에 작용하는 3가지 물질이 있다. 게르마늄을 비롯한 여러 종류의 미네랄, 탄닌, 초산이 그것이다. 게르마늄을 비롯한 여러 종류의 미네랄은 중금속을, 탄닌은 유해물질을 화학적으로 결합해 몸 밖으로 배출한다. 이 물질은 고지혈증, 동맥경화, 심근경색, 뇌경색 등 혈관 질환에 사용되며 혈관을 청소하는 핵심이다.

탄닌을 가죽에 발라놓으면 단백질로 이루어진 가죽이 부드러워진다. 이런 이치로 탄닌을 모세혈관에 적용하면 쌓여 있는 요산, 요소를 녹일 수 있다.

초산은 인체의 기름과 경화된 조직을 녹이는 작용을 한다. 활성산소는 물론 젖산 물질, 암모니아와 질소 산화물을 제거하고 사구체 모세혈관의 요산. 요소도 녹여낸다. 이 물질로 신장 청소를 하면 모래알 같은 신장 결석도 제거된다.

필자는 게르마늄 등 여러 종류의 미네랄은 광천수(미네랄워터)에서 얻고, 탄닌은 몇 가지 식물에서, 초산은 비피더스가 대사되는 과정에서 얻는다. 한마디로 천연 발효한 복합물질이다.

1,000배 현미경으로 혈액을 보면, 건강한 사람의 혈액은 동글동글한 적혈구 모양이 선명하고 모두 떨어져 있다. 그러나 만성신부전 환자들의 혈액 속 적혈구는 엉켜 있다. 혈액순환이 잘되지 않는 것이다.

혈액이 엉키지 않으려면 혈액 내 지방, 지질 단백과 함께 비정상적인 글로불린, 피브리노젠의 농도를 낮춰야 한다. 혈액이 잘 흐르면 산소 흐름이 좋아지고 신장 기능이 개선된다. 그러면 체내에 쌓인 노폐물을 배설할 수 있게 돼 요독증도 사라진다.

혈액순환은 영양분과 산소 운반뿐 아니라 해독에도 무척 중요하다. 만성질환자가 혈액순환을 원활하게 하는 방법에는 운동, 반신욕, 족욕, 온열요법 등이 있다.

반신욕은 39도 정도의 물로, 족욕은 40도 정도의 물로 하루 30분 정도 매일 하는 것이 좋고, 온열요법은 주열기를 이용하는데, 온몸에 열을 넣어서 체온을 올리는 방법으로 몸을 덥혀주면 혈관이 확장돼 혈액순환이 잘되고 땀으로 요산이 배출되면서 신장의 부담이 줄어든다. 땀으로 배출되는 요산과 요소량은 소변으로 배출되는 양보다 8배나 많다.

CHAPTER 04

아미노산 식품으로
당독소를 제거하고
사구체 세포를 재생한다

아미노산은 당독소(AGEs) 생성을 억제하고 분해하며, 당독소인 메틸글리옥살과 결합해서 배출한다. 이 작용은 음이온물질이 중금속과 결합해서 배출하는 킬레이션과 같은 작용으로 이해할 수 있다.

아래 그림을 보면 아미노산이 당독소를 제거하는 것을 알 수 있다. 맨 위 그림은 정상적인 적혈구로 양면이 오목한 모양을 하고 있는데, 가운데 그림의 적혈구는 그런 모양을 상실한 것을 볼 수 있는데, 당독소에 의해서 이렇게 된 것이다. 아래 그림은 아미노산이 들어가서 적혈구가 다시 정상적인 모양을 되찾은 것을 보여준다. 당독소가 제거되었기 때문이다.

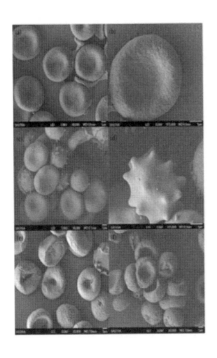

영양요법으로 사구체를 재생해야 신장 기능을 회복할 수 있다. 세포의 원료가 되는 아미노산, 미네랄, 그리고 오메가 지방산이 핵심이다. 또 산소를 많이 공급해야 한다. 산에 자주 올라가 유산소 운동을 하는 것이 최고의 방법이다. 산행이나 산책은 1시간~1

시간 반 정도의 만 보 걷기가 적당하다.

필자는 서리태 콩과 모링가를 발효해 아미노산 식품을 만든다. 단백질을 분해한 분자 상태라 장에서 바로 흡수돼, 혈액을 만들고 세포를 재생하는 데 쓰인다. 일체 동물 단백질을 금하고 그 대신에 아미노산을 복용하게 한다.

하루에 필요한 단백질은 자기 몸무게의 1/1,000로, 60kg이라면 60g의 단백질을 먹어야 한다. 필자는 10~20g의 청국장 또는 낫또 15g 섭취로 이를 해결한다. 적어 보이지만 흡수되는 양으로 따지면 60g 이상의 단백질을 먹는 효과를 보인다.

만성신부전증 환자들에게는 대부분 빈혈이 있다. 혈뇨와 조혈 호르몬 부족이 원인이다. 필자는 빈혈도 혈액의 원료인 아미노산 영양요법으로 개선한다.

CHAPTER 05

생활관리를 하지 않으면 호전이 어렵다

생활관리를 잘하면 혈압약, 당뇨약을 졸업하고 정상적인 혈압과 혈당을 유지할 수 있다. 대부분 3개월 내로 약을 끊는 것을 목표로 한다. 그러나 약을 졸업하지 못하는 사람도 많은데, 불안하다며 계속 약에 의존하는 경우다.

혈관 청소, 혈액 정화, 면역 개선과 염증 억제로, 만성신부전증 원인 중 15% 이상을 차지하는 사구체신염, IgA신증, 신증후군, 루프스 등의 자가면역질환도 좋아질 수 있다.

만성신부전증을 치유하려면 무엇보다 생활관리가 중요하다.

만성신부전증 환자들이 지켜야 할 생활관리 방법은 앞에 언급한 대사질환의 자연치유법과 똑같다. 현미 채식, 규칙적인 운동, 스트레스 관리다.

명심할 것이 있다. 건강식품인 "해독재생 식품만 먹으면 좋아질 수 있습니까?" 하고 묻는 분들이 많은데, 생활관리를 하지 않으면 좋아지기 어렵다는 사실이다.

자연치유아카데미 캠프 기간이나 한두 달 안에 신장 수치가 꽤 개선되는 환우가 많다. 그런데 그 뒤 좋은 결과가 나오지 않는 때도 있는데, 대부분 시간이 지나면서 해이해져, 3가지 중 하나 이상 하지 않을 때다.

채식부터 실천해야 한다. 혈관 질환에는 무조건 동물 단백질과 지방이 나쁘다. 동물 단백질과 지방을 먹으면, 혈액이 탁해져 잘 엉기고 노폐물이 많이 생겨, 혈관에 쌓이고 혈액순환 장애를 일으킨다.

앞에서도 언급했지만, 현미 채식을 해야 하는 이유는 똑같다. 물론 현미와 채소에 칼륨이 많아서 문제가 되지만 칼륨을 조절하면서 먹으면 될 일이다. 채식을 힘들어하다가도 생활화하면 맛있어진다는 점도 기억하자. 고기, 생선, 유제품, 계란, 가공식품을 금하고 100% 채식을 유지하라고 누누이 말한다. 지금까지 수백 명의 만성신부전증 환우들을 봐왔지만, 동물 단백질과 지방을 먹으면서 좋아진 사람은 한 사람도 없었다고 해도 과언이 아니다.

신부전증 치유가 어려운 것은 암 환우보다도 식이요법을 더욱 더 철저하게 해야 하기 때문이다. 많은 환우가 아침, 저녁은 집에서 채식하는데, 점심은 외식하든가 구내식당을 이용해야 해서 어렵다고 호소한다. 도시락을 싸다니는 수밖에 다른 방법이 없다.

신장 질환에 동물 단백질과 지방이 해로워 채식해야 한다는 주장을 뒷받침하는 여러 편의 논문을 인용하면 다음과 같다.

① 동물 단백질과 지방 관련 – 동맥경화와 심장혈관 질환의 위험에 기여하며 신장 질환 및 에너지 대사의 진행에 악영향을 준다.
: Dyslipidemia of chronic renal failure: the nature, mechanisms, and potential consequences. N. D. Vaziri(2006)

② 만성신장 질환에서 산화 스트레스를 차단하는 것이 만성신부전증의 진행을 늦춰 효과적인 치료의 시작점이 될 수 있다(본문에서는 중요한 치료적 개입 및 신장 기능의 개선이라고 설명한다. 또 산화 스트레스가 나

이에 따라 세포 사멸, 노화, 세포의 재생 능력 감소 및 섬유증을 촉진하며, 신장 기능에 확증적인 영향을 미친다). : Oxidative stress, anti-oxidant therapies and chronic kidney disease. Small DM et al(2012). Nephrology 17(4):311-21

③ 케톤산과 아미노산이 보충된 저단백질 식이요법이 요소 농도를 낮추며, 특히 비당뇨성 만성신부전증 환자에서 단백뇨를 줄일 수 있다 (저알부민 환자에서는 혈청 알부민 수치가 증가할 수도 있다. 단백뇨를 낮추고 질소 폐기물을 줄이고, 대사 부담을 완화하고, 산화 스트레스와 산증을 완화하고 인의 부담을 줄이는 데 저단백질 식이요법이 도움이 된다). : The role of low protein diet in ameliorating proteinuria and deferring dialysis initiation: what is old and what is new. Wang M et al(2017). Panminerva Medica
Progression of renal function in patients with chronic kidney disease on a low-protein diet supplemented with aminoacids and ketoanalogues. Aumar MA(2018). Nutricion Hospitalaria

④ autosomal dominant polycystic kidney disease(ADPKD) - 상

염색체우성 다발성신장 질환에서 과일과 채소 섭취를 늘리고 동물 단백질을 제한하는 것이 도움이 된다. 서구적인 식단은 신장 기능장애, 만성신장 질환의 위험 증가와 말기 신장 질환으로의 진행과 관련이 있으며, 만성신장 질환 환자의 건강한 식단은 신부전 진행 속도를 늦추고, 요독 독성을 줄이며, 단백뇨를 줄이고, 심혈관 질환, 뼈 질환 및 고혈압을 포함한 2차 합병증 위험을 낮추는 데 도움이 된다. 이는 낮은 칼로리를 가지며 식이섬유가 많은 건강식이기 때문이다.

신부전에 적색 또는 가공된 육류 소비가 위험을 크게 높이지만, 견과류, 콩과 식물 및 저지방 유제품의 섭취가 많을수록 위험이 줄어들 수 있다(식이섬유 섭취는 위장관 면역 및 내분비 반응, 질소 순환 및 미생물 대사에 영향을 줘 신장의 해독을 지원하는 결장 미생물 및 전립선에서 생태학 및 생화학을 변화시키는 여러 가지 생리학적 과정을 유발한다. 또한, 가공식품 및 동물 제품과 비교해서 섬유질이 풍부한 곡물, 과일 및 채소로 이루어진 식단이 신기능을 향상하고 대사 증후군을 줄일 수 있으며, 만성신장 질환의 위험을 감소시킨다).

: Dietary Patterns, Foods and Beverages in Chronic Kidney Disease. Mark L. Dreher(2018). Patterns and Whole Plant Foods in Aging and Disease pp 417-434

하루 1~2시간 걷기, 스트레스 조절도 중요하다. 걷기는 대사 기능, 혈당, 혈압 순으로 좋아지게 하고, 혈액순환과 해독이 잘되게 해주며, 면역을 올려 염증도 개선한다.

식이요법과 운동을 잘 했는데도 좋아지지 않는다면 대부분 스트레스 관리에 실패한 탓이다. 스트레스를 받으면 혈관이 수축해 혈액순환이 안 되고, 면역이 떨어져 염증을 악화하기 때문이다. 1년 이상 계속 좋아지거나 유지하는 분들은, 생활관리가 습관화한 경우다.

이유희 님은 2016년에 오셔서 지금도 계속해서 관리하고 있는데, 다이어리를 매일 작성하면서 관리한 덕에 그래프에서 보는 것처럼 꾸준히 좋아졌다.

건강 다이어리

201 6년 5 월 23 일 월 요일		D-DAY	일째 (55)	
아침식사	06:20	느낀점 (호전반응)		
점심식사	11:~	X 단호약, 고혈압약, 고지혈증약 있데 X		
저녁식사	20:20	·아침: (현미밥) 야채샐러드, 연근·김치, 곤드레나물무침		
운동시간	40분 (실내자전거)	·전심: (현미밥) 연근·김치, 곤드레나물무침, 마늘장아찌		
배변상태	보통 (1번~)	·저녁: (현미밥) 야채 샐러드, 오이·양파김, 구운마늘 두부, 곤드레나물 무침		
현재체중	53.8 Kg	※ 혈당: 아침공복 (130) 오후 5:20 (131) 오후 11:50 (158)		
기분상태		혈 압	mmHg	혈 당	mg/dl

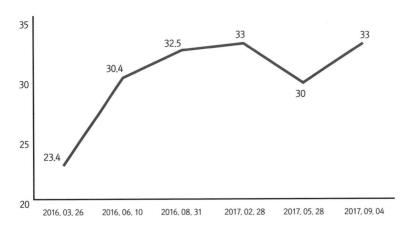

e-GFR

CHAPTER 06

식이요법에서
주의해야 할 사항들

먼저 단백질을 제한해야 한다. 핵심은 동물 단백질뿐만 아니라 식물 단백질도 마찬가지로 제한해야 한다는 점이다. 식물 단백질도 분자량이 커 많이 섭취하면 단백뇨가 늘어난다. 그래서 발효한 식물 단백질 식품인 된장, 청국장, 낫또를 먹는 것이 좋다. 생청국장과 분말도 좋다. 이 식품들도 완전히 분자화되지 않았으므로, 하루 15g(밥숟가락으로 3숟가락) 이상 먹지 않도록 한다.

당 독소가 높은 식품은 금해야 한다. 당 독소 수치가 높으면 신장이 나빠질 수밖에 없다. 당 독소는 '최종당화산물'이라고 하는데 이 수치가 높은 식품들은 아주 치명적이다.

당 독소가 높은 식품에는 기름에 튀기거나 직화로 구운 음식들, 특히 가공육류, 후라이드치킨, 햄버거, 핫도그, 그릴에 구운 고기 등이 있다. 이뿐만 아니라 칩, 크래커, 아침에 식사 대용으로 먹는 시리얼, 치즈, 분유도 당 독소가 높다.

앞에서도 언급했지만 당독소인 메틸글리옥살(MGO)은 당뇨, 비만, 암, 치매, 고혈압, 동맥경화, 노화의 원인이 되며 특히 혈관 질환을 악화시키는 원인으로 작용한다. 이 MGO는 지방식을 하면 더 많이 생기는데, 육식이 MGO를 많이 만들어 신장 질환 악화의 원인이 된다. 특히 당독소(AGEs)가 높은 식품과 고지방 식품을 함께 먹으면 신장에 더 큰 손상을 일으킨다. 일절 지방식, 육식을 피해야 한다.

염분은 무조건이 아니라 필요한 경우에만 제한한다. 신장 기능이 떨어지면 나트륨과 수분을 배설하지 못해 몸이 붓는다. 그 결과, 혈압이 올라가고 신장이나 심장에 부담을 준다. 이럴 때는 나트륨을 제한한다. 그러나 소변량이 줄거나 부종이 없다면 적당히 섭취하는 편이 더 좋다.

나트륨이 부족하면, 혈압뿐만 아니라 기력도 떨어진다. 필자는 싱겁지도 않게, 짜지도 않게 음식에 간을 해서 먹으라고 한다. 좀 더 정확하게 간을 맞추려면 매달 혈액 검사 때, 나트륨(Na)과 클로라이드(Cl) 검사를 해서 정상 범위에 있는지 확인하고 낮으면 소금을 조금 더 넣고 높으면 조금 덜 넣는 방법으로 간을 맞추면 된다.

중요한 것은 칼륨과 나트륨의 균형을 맞추는 일이다. 필자는 칼륨이 높지 않으면 채식으로 칼륨을 적당히 섭취하고 적당히 소금 간 해서 먹도록 한다. 그러면 칼륨과 나트륨이 서로 대항(길항) 작용을 하므로 균형을 이룬다.

칼륨 섭취량은 조절해야 한다. 신부전증이 있으면 칼륨이 제대로 배설되지 못해 고칼륨혈증이 생길 수 있다. 칼륨은 주로 통곡류, 견과류, 생채소에 많이 들어있다. 병원에서 신부전증 환자에게 통곡류, 견과류, 생채소를 아예 먹지 못하게 하는 이유다. 그러나 무조건은 아니다. 필자는 채식하면서 혈중 칼륨 수치에 따라 조절하게 한다.

칼륨의 정상 수치는 4~5 정도이고, 5.5까지를 정상 범위로 본다. 수치가 5.0 미만이면 현미 채식을 그대로 하고 5.0 이상이면 조절한다. 조금 더 엄밀하게 말하면, 칼륨 수치가 5.0 이하면 현미, 생채소(고칼륨 채소 제외), 견과류 등을 가리지 않고 먹게 하고, 5.0~5.4이면 현미밥 반, 흰쌀밥 반, 생채소(고칼륨 채소 제외) 반, 익힌 채소 반, 과일(고칼륨 과일 제외)은 반쪽 정도 하고, 견과류는 금지한다. 만일 칼륨 수치가 5.5 이상으로 나오면 현미 대신 흰 쌀밥, 생채소 대신 익힌 채소를 먹게 한다.

채소와 과일은 저마다 칼륨 수치가 달라 정확히 알고 먹어야 한다. 고함량 칼륨 식품은 피해야 하며, 조리법에 따라 칼륨 수치가 변화하는데, 특히 말린 음식은 주의하자(표 참조, 출처:농식품종합정보시스템-국가표준식품 검색).

	채소군
제한 식품 **고함량** **칼륨 400mg 이상**	고춧잎, 시금치, 쌈케일, 근대, 고구마, 아욱, 들깻잎(생것), 생갓, 생연근, 생우엉, 데친 근대, 감자, 다시마, 누에, 뽕잎, 돼지감자, 비름나물, 말린 대추, 찐 단호박, 토란, 생씀바귀, 데친곰취, 마른김, 비트, 마(생), 팥, 데친 머위, 수수, 호박잎, 호박·애호박(말린), 미역(생것, 말린), 적상추, 고사리(삶아서 말린), 토란, 고수, 가지(말린), 무말랭이, 도라지(말린), 파슬리(말린), 취나물(삶아서 말린), 표고버섯(말린, 가루), 마늘(구운)
주의 식품 **중등** **칼륨 200~300mg**	데친 돌미나리, 옥수수, 콜라비, 파프리카(생, 데친), 치커리, 도라지(생것, 데친 것, 청) 갓김치, 염장 미역 데친 것, 당근, 오이, 데친 우엉, 고추, 삼채, 가지, 달래, 토마토, 더덕, 매생이(생), 고구마줄기, 곤달비, 양상추, 애호박, 장아찌, 아스파라거스, 총각무, 파, 냉이, 케일, 야콘, 쥬키니호박, 무(생), 마(삶은), 부추, 양배추(데친), 쑥갓, 미나리, 수삼(생), 브로콜리(데친), 마늘(생), 늙은 호박(찐), 피망(빨강), 김치, 깍두기, 파, 두부, 배추, 청상추, 야콘(생), 돌나물(생), 들깻잎(데친), 당근, 팽이버섯, 양파 장아찌
허용 식품 **저함량** **칼륨 100mg**	부추(재래종), 데친 얼갈이배추, 브로콜리(생것), 톳, 청각, 무국, 마늘종 장아찌, 연근 조림, 우엉조림, 들깨, 들깻잎, 오이지, 찐 숙주나물, 삶은 콩나물, 돌김, 메밀국수, 삶은 죽순, 데친 배추, 토란대 줄기 데친 것, 두부, 양파, 데친 씀바귀, 유부, 고사리(데친 것), 들깻잎(데친 것), 양배추(생것), 곰취(야생 말린 것), 무시래기(말린 것, 삶은 것), 무 절임, 참나물(말린 것), 파래(생), 비트 피클, 들기름, 참기름, 마늘장아찌, 후춧가루, 도토리묵, 고로쇠나무 수액, 올리브유, 우뭇가사리, 청각

	과일, 견과류, 곡식
제한 식품 고함량 칼륨 400mg 이상	곶감, 연시(냉동), 감 말랭이, 참외, 바나나, 호두, 해바라기 씨, 호박씨, 아몬드, 콩, 잣, 밤(삶고 구운), 은행, 브라질너트, 서리태, 아보카도, 노니, 녹차, 커피 원두 볶은 것, 국화차, 메론, 산수유, 오미자(말린 것), 은행(볶은 것), 삼백초(말린 것), 구기자차(말린 것), 홍차, 생강가루, 감(연시/냉동), 코코넛(말린 것), 매실 절임, 땅콩, 씨 열매
주의 식품 중등 칼륨 200mg	그린키위, 골드키위, 살구, 복숭아, 무화과, 석류, 대봉, 감, 유자, 삶은 땅콩, 자두, 감(연시), 찹쌀, 복분자, 보리, 토마토, 기장 파파야, 천도복숭아, 현미, 찰현미, 발아 현미, 버찌, 오미자(농축액), 로열젤리, 자몽, 한라봉, 무화과, 홍삼차
허용 식품 저함량 칼륨 100mg	사과, 배, 귤, 수박, 레몬, 딸기, 산딸기, 포도, 천혜향, 파인애플, 백미, 단감, 오렌지, 자두, 멜론, 머루(생것), 체리, 오미자(생것, 액), 인삼·홍삼(추출), 망고, 오가피, 알로에, 프로폴리스, 생강차(가루), 유자차

인 섭취는 제한한다. 인 수치는 3.0~5.0이 정상 범위인데, 인 수치가 올라가 체외로 충분히 배설되지 않으면 혈중 칼슘 수치를 떨어뜨리고 뼈가 약해진다.

인이 많은 음식은 고기, 계란, 우유 등 단백질 식품과 잡곡류, 견과류다. 인 수치가 높을 때는 이들 식품 섭취를 제한해야 한다. 물론 크게 높지 않을 때는 칼륨과 마찬가지로 현미와 잡곡은 문제 되지 않는다.

열량을 조절해야 한다. 신부전증은 당뇨 합병증으로 발생할 때가 많아 혈당 수치가 올라가지 않도록 칼로리를 조절해야 한다. 그런데 열량이 적으면 영양실조가 나타날 뿐만 아니라, 지나치면 근육 단백질을 태워서 에너지를 만들게 된다. 그러면 체내 노폐물이 증가해 악순환이 일어나므로 세 끼 식사를 규칙적으로 먹되 열량은 적절하게 조절해야 한다. 하루 2,000~2,500Kcal 정도면 적당하다. 현미잡곡밥 반 공기에 채소 반찬 서너 가지, 과일 반쪽을 한 끼 식사로 하면 이 정도 열량이 나온다.

수분 섭취도 조절해야 한다. 수분 대사가 잘되지 않아서 부종과 소변감소증(핍뇨) 증상이 생길 수 있기 때문이다. 특히 하루 소변량이 500mL 이하일 때는 반드시 수분 섭취량을 조절해야 한다. 적절한 수분 섭취량은 소변량이 정상이고 부종이 없다면 하루 2L이며, 소변량이 적고 부종이 있다면 전일 소변량 +500mL다.

5

자가면역질환의
자연치유

자가면역질환의 원인

자가면역질환의 원인은 한마디로 면역시스템의 교란과 면역 균형의 상실이다. 다시 말해, 억제되어야 할 면역은 항진하고, 올라야 좋은 면역은 떨어져 있다.

자가면역질환 환자들은 암 환자 못지않게 림프구 활성도가 낮다. 또 우리 몸의 중요한 면역기관인 골수, 흉선, 비장, 장 기능도 떨어져 있다.

인체에서 면역을 조절하는 T세포에는 세 종류가 있다.

하나는 세포독성 T세포(Cytotoxic T Cell)로, 암세포 또는 바이러스 감염 세포를 파괴하는 작용을 한다. 이 세포가 제대로 기능하지 못하면 암세포와 바이러스 감염 세포가 늘어난다.

또 하나는 보조 T세포(Helper T Cell)로 면역 반응을 촉진한다. 나머지 하나는 억제 T세포(Suppressor T cell)로 면역 반응을 억제한다.

이 세 가지 T세포가 정상적으로 작동할 때 인체는 보호되지만, 만약 이 시스템에 문제가 생기면 암이나 자가면역질환 같은 면역질환이 발생한다.

인체에 항원 물질이 들어오면 T세포가 작용한다. 바이러스, 박테리아, 곰팡이를 비롯해 외부에서 들어오는 모든 물질은 항원으로 작용할 수 있다. 항원으로 인식되면 비자기(Non-self)가 된다. 비자기 인식이 있으면 T세포가 늘어난다. 이때 보조 T세포에서는 중간 촉진물질인 사이토킨이 나오는데, 그 결과로 T세포가 증식된다. 면역 반응이 증폭되는 과정이다. 그래서 세포독성 T세포가 늘어나 암세포나 감염된 세포를 파괴할 수 있다.

그런데 면역 반응을 촉진하는 보조 T세포(Th)는 두 가지 과정으로 진행된다. 하나는 Th1 면역 반응이다. 감염 세포나 암세포를 제거하는 세포독성 T세포를 촉진하는 것인데, 이것이 인체의 면역력을 좌우한다.

보통 면역력이 떨어진다면 Th1이 정상 작동하지 않을 때로 인체는 암세포와 바이러스 감염 세포가 늘어나는 것을 막지 못한다. 보통 면역력은 림프구의 활성도를 일컫는데, Th1 면역 반응이 감소해 림프구 활성도는 떨어질 수 있다.

보조 T세포의 또 하나의 과정은 Th2 면역 반응이다.

이 면역 반응은 체내에 떠돌아다니는 항원 물질, 즉 글루텐과 같은 외부에서 들어온 알레르기를 일으키는 물질이 있으면 나타나는데, 체내 항원 물질을 제거하는 면역 반응을 일으키는 것이 Th2 면역 반응이다. 이 면역 반응은 알레르기 반응으로 이해하면 된다.

면역 반응은 Th1이든 Th2든 한쪽으로만 가게 되는데, 자가면역질환 환자들은 Th1 반응이 아니라 주로 Th2 반응으로 가게 된다. 그래서 자가면역질환이 있으면 대부분 알레르기 환자들처럼 백혈구 중에서 호산구(Eosinophil)가 증가해 있는 것을 볼 수 있다.

Th2 면역 반응 쪽으로 가면 Th1 면역 반응은 약해져, 면역력이 낮아진다. 자가면역환자들이 암 환자와 비슷한 면역력을 보이는 까닭이다.

Th2 면역 반응을 일으키는 요인은 항원 물질의 과다, 염증, 교감신경 긴장(스트레스) 등이다. 이 원인들이 자가면역질환을 일으킨다. 자가면역환자들은 대부분 밀가루 음식과 가공식품을 좋아한다. 밀가루의 방부제와 글루텐, 가공식품의 화학첨가물들이 알레르기를 일으킨다. 또 자가면역환자들은 스트레스가 과다한 경우가 많다.

CHAPTER 02

Th1과 Th2 면역 반응을 바로잡아라

자가면역질환의 대안 치료법은 면역조절요법이다. 균형이 깨져 있는 Th1과 Th2 면역 반응을 바로잡는 것이다. 필자는 면역 불균형을 바로잡기 위해서 'NK Cell 테라피'를 활용한다. NK세포를 활성화하면, 염증을 억제하고 자가면역질환도 치유된다는 개념이다. Th1 면역 반응을 활성화해서 Th2 면역 반응을 억제하는 방법이다.

자가면역질환이 있는 상태에서 염증 유발 물질이 과다하게 유입되면 문제가 커질 수 있다. 동물성 지방, 글루텐, 단당류, 가공식품의 식품첨가물들이 대표적이다. 이런 식품을 금하고 현미 채식, 자연식을 해야 한다. 특히 밀가루 음식, 가공식품, 인스턴트 식품을 피해야 한다.

규칙적인 운동과 스트레스·수면 관리도 필수다. 운동 부족, 스트레스, 수면장애는 면역의 가장 큰 적이다. 스트레스와 수면장애가 있으면 면역이 개선되지 않는다. 스트레스를 쌓아두지 않아야 하고 수면장애가 있으면 그 원인을 찾아서 해결해야 한다. 앞에서 언급한 숙면을 위한 방법들을 잘 따라 해 보면 도움이 될 것이다.

생활관리와 더불어 NK세포를 활성화하는 면역 증강 식품을 섭취하면 큰 도움이 된다. 염증을 억제하고 Th1 면역 반응은 높이고 Th2 면역 반응은 낮춘다. 두드러기가 생겼을 때도 복용하면 좋아지는데 이는 알레르기가 나아진다는 증거다.

자가면역 환우들은 대부분 장 기능이 좋지 않다. 그래서 반드시 면역력의 70%를 담당하는 장부터 다스려야 한다. 필자는 장을 다스리는 데 비피더스 발효식품을 활용한다. 비피더스균은 소장 말단과 대장 초입에 살면서 인체에서 가장 지저분한 대장을 깨끗이 청소해 면역력을 높여준다. 비피더스균은 일정 기간이 지나면 사라지므로 계속해서 공급해줘야 하는데 비피더스균으로 발효한 식품이 유용한 이유가 여기에 있다. 이때 비피더스균이 위산으로부터 죽지 않고 안전하게 통과할 수 있도록 만드는 것이 핵심이다.

비피더스 발효식품이 탁월한 또 하나의 이유는 천연물의 효능을 높이는 결정적 방법이 바로 미생물을 이용한 '발효'이기 때문이다. 아무리 좋은 식품이나 천연물을 먹더라도 흡수가 되지 않으면 무슨 소용이겠는가. 비피더스균으로 발효하면 비피더스균과 천연물의 유효성분을 한꺼번에 먹을 수 있다.

6

만병의 제왕, 암의 자연치유

현대의학의 표준치료법을
먼저 파헤쳐 보자

필자를 찾아오는 암 환우 중 대부분은 3, 4기로, 대학병원이나 상위 5대 병원에서 수술, 항암 치료, 방사선 치료를 받고도 재발·전이되거나 여전히 암이 진행 중인 경우다. 현대의학의 표준치료라고 할 수 있는 수술, 항암, 방사선 이 3대 요법은 도움이 되기도 하지만, 많은 한계도 보이는 것이 사실이다.

최근에는 새로운 항암제가 많이 개발됐고 또 개발 중이어서 암 환우들에게 희망을 주고 있다. 2세대 항암제인 표적치료제, 3세대 항암제인 면역항암제가 그것이다.

1세대 화학 항암제는 암세포뿐만 아니라 정상 세포를 공격해 부작용이 크다. 내성도 빨리 생긴다. 미국식품의약품안전청(FDA)의 항암제 신약에 대한 허가 조건은 수명 한 달 연장이며, 최고의 항암제는 수명을 여덟 달 연장하는 것으로 알려졌다.

2세대 항암제는 표적치료제다. 암세포의 분자적 특성을 밝히는 연구로부터 개발됐다. 면역조직화학검사로 표적치료제를 적용한다. 표적치료제는 암세포를 집중적으로 공격해 부작용은 덜하고 1세대 항암제보다 오래 사용할 수 있다는 장점이 있다. 하지만 적용대상이 제한적이고 내성이 생기는 것은 1세대와 마찬가지다.

우리나라에서 임상 연구에만 허용되던 유전체 분석이 2017년부터 열 가지 정도의 유전체 분석에 한해 보험이 적용되고 있다. 그 덕분에 기존 방법으로는 손쓸 도리가 없는 말기 암 환자들이 희망을 이어갈 수 있게 됐다. 유전체 분석으로 환자의 약 20%에서 새로운 표적 항암제를 찾게 된 것이다.

문제는 암마다 유전자가 여러 종(種)으로 변이한다는 점이다. 폐암의 경우에 유전자 변이가 10여 종에 이른다. 그만큼 암의 발생 과정이 환자마다 다르다는 의미다. 표적치료제 사용은 한 가지 유전체에만 해당하므로 그만큼 제한적일 수밖에 없다.

또 표적치료제도 내성이 생겨 몇 달의 생명 연장에 그치는 한계가 있다. 대표적인 표적치료제인 '허셉틴'은 HER-2 유전자가 양성일 때 쓰는 항암제다. 유방암 치료율은 30% 정도이고, 효과는 생명을 2.5개월 연장하는 것으로 알려졌다.

기존 항암제의 한계를 극복하려면 다중표적(Multi-target) 치료제 개발이 필요하다. 여러 유전자에 해당하는 치료제가 개발된다면 그만큼 치료 효과를 높일 수 있다. 문제는 새로운 항암제를 개발하는 데 10년이라는 시간이 걸리고 큰 비용이 든다는 점이다. 현재 미국에서 생명을 6개월 연장하는 데 2억2천만 원이 든다고 한다.

3세대인 면역항암제는 면역세포를 활성화해 암세포를 공격하게 하는 치료제다. 이것은 효과가 크고 부작용은 적으며 적용대상도 폭넓다는 장점이 있다. 키트루다, 옵디보는 30여 종의 암에 임상시험 중이다.

그러나 이 또한 모든 암 환자에게 도움이 되는 건 아니다. 암 환자 중 30~40%에서 효과를 보며, 4달의 수명 연장에 불과하다.

과다한 비용도 문제로 지적된다. 지미 카터 전 미국 대통령의 피부암인 흑색종이 뇌로 전이됐을 때, 이를 완치한 것으로 유명해진 키트루다가 처음 나왔을 때 1회 약값이 690만 원, 1년이면 1억 원이 든다. 요즘은 반 정도로 내렸다지만, 여전히 큰 부담이 되는 값이다.

꿈의 항암제로 여겨지던 면역항암제가 이 정도 성적밖에 내지 못하는 이유는 면역세포 때문이다. 면역요법은 암세포를 99% 죽일 수 있지만, 1%의 암 줄기세포를 보호하고 늘린다. 면역세포는 셀프(자기 세포)는 보호하는데, 암 줄기세포가 배아세포이므로 면역세포는 암 줄기세포를 보호하고 늘리는 것이다. 암세포는 이렇게 또다시 증식하고 전이된다.

수술 기법의 발전과 2, 3세대 항암제 개발로 5년 생존율은 꽤 늘었다. 그런데 암 사망률은 20년 전이나 지금이나 27%대로 별로 차이가 나지 않는다. 여전히 암은 우리나라 사망 원인 1위다.

5년 생존율의 향상도 생각해 볼 측면이 있다. 통계의 맹점이 발견되는 까닭이다. 전체 암 중에서 17%가 갑상샘암이고 이 암의 5년 생존율은 99%다. 통계상 암의 5년 생존율이 크게 올라갈 수밖에 없다. 거기다가 요즘은 전 국민을 대상으로 암 검진을 해서 조기 발견율과 함께 5년 생존율을 높였다. 그러나 암 사망률이 줄지 않고 있다는 사실은 3, 4기 암이 여전히 치료가 어렵다는 의미다.

아래 그림은 세계적 석학인 영국 프랜시스크릭연구소의 찰스 스완톤(Charles Swanton) 교수가 기존 항암 치료 효과에 제기한 의문이다. 한마디로 정리하면 "항암 치료는 일시적 효과가 있을 뿐, 환자 전체 생존 기간에는 큰 차이 없다."라는 것이다.

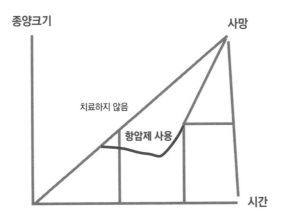

보완·대체의학이 나온 계기도 여기에 있다. 실제 대체의학은

암 연구로부터 거듭 발전했다. 앞으로 살펴볼 암 치료의 새로운 대안도 대부분 최근 10년 사이에 진행한 암 연구의 과학적인 근거들을 중심으로 만들어졌다.

현대의학의 3대 요법에 한계가 있을 수밖에 없는 이유는 대증요법이라는 데 있다. 암 발생의 원인을 정확하게 파악하고 대책을 수립하는 과정 없이, 그저 수술로 도려내고 독한 약물이나 방사선으로 암세포를 죽이려고만 한다. 무조건 공격인 셈이다. 이 치료법들은 사람보다 병을 우선한다. 결국, 삶의 질을 엄청나게 떨어뜨리는 우를 범한다.

암 치료의 새로운 전략은 한마디로 암의 원인을 치료하는 것이다. 필자가 의과대학에 다닐 때 교과서엔 암을 '유전자 돌연변이'에 초점을 두고 그 원인을 '유전성'이나 발암물질로 밝혀진 중금속, 담배 정도로 거론했다. 그 외는 "잘 모름"이었다. 지난 20~30년간 활발한 암 연구 덕에 암의 원인은 상당히 많이 밝혀졌다.

"현대의학은 첫 단추를 잘 못 끼웠다"라는 한 하버드의대 학

장의 말처럼 대중적인 암 치료는 현대의학 자체의 문제다. 현대의학이 자체적인 한계를 극복하려면 대증요법에서 원인 치료로 나아가야 하며 질병의 원인을 인체 외부에서뿐만 아니라 내부에서도 찾아야 한다. 더불어 육체만이 아닌 눈에 보이지 않는 마음과 에너지도 다뤄야 한다. 해답이 자연치유 개념을 가진 자연의학과 전인치료 개념을 지닌 통합의학에 있을 수밖에 없는 이유다.

자연치유 개념은 질병에 대한 외적인 저항력을 높이는 방법이다. 이 외적인 저항력이 곧 자연치유력이고 면역력이다. 더불어 원인 치료를 지향한다. 질병의 원인을 찾아내 이를 바로 잡는 것이다. 그래야 증상 완화에 그치는 않고 근본적인 치료가 가능하다.

암의 80%는 먹거리, 생활습관, 환경오염으로 발생한다

암은 진짜 어떤 병일까? 암은 한마디로 '후천적인 유전자 변형과 비정상적인 유전자 발현으로 생긴 병'이다. 더 간단하게는 '유전자 발현이 잘못돼 생긴 병'이다. 최근 10년 사이에 비약적인 발전을 이룬 후성유전학 덕분에 암의 정의는 단순 명료해졌다.

암은 CT에서 1g 이상 되어야 눈에 보이고 조직검사로 진단되는데, 1g이면 1cm도 채 되지 않는 몇 mm 정도 크기다. 1g 정도 되면 암세포 숫자가 10의 9승 개인 10억 개다. 한 개부터 시작해서 기하급수적으로 자라며 커진다.

한 개의 암세포가 10억 개까지 자라는 데 보통 10년이 걸리고, 대장암·유방암은 5년에서 8년으로 조금 더 빠른 편이다. 작은 크기의 암은 인체에 있더라도 전혀 증상이 없다.

2~3cm 자라도 보통은 아무런 증상이 없다. 이 정도면 암이 있는 줄도 모르고 산다.

이 단계에서 잘 관리하면 어렵지 않게 암을 줄일 수 있다. 하지만 작았던 암이 더 늘어나면 치료가 어려운 단계로 접어든다.

이전에는 유전성에 초점이 맞춰졌다. 가족력을 많이 따졌다. 그러나 유전적인 원인은 20%도 채 되지 않는다. 80% 이상이 후성 유전적인 변형이다. 이 말은 암은 부모에게 물려받은 것이 아니라 후천적으로 살면서 생긴다는 뜻이다.

원인은 환경적 요인, 식이 요인, 생활습관에 있다. 다른 말로 하면 환경오염·먹거리·생활습관에 문제가 생겨 유전자가 변형된 것이 암이다. 활성산소, 염증, 호르몬 문제, 노화, 스트레스, 면역 불균형이 직접적인 요인으로 작용한다. 이를 하나하나 살펴보면 다음 네 가지로 구분된다.

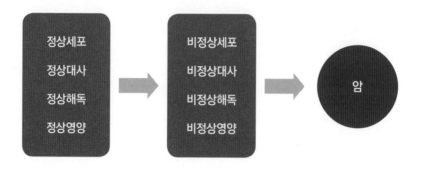

　먼저 세포 관점에서 암은 세포가 산화하고 변이되는 과정에서 발생한다. 둘째, 대사 관점에서 암도 대사질환의 하나다. 셋째, 해독과 순환 관점에서 제대로 해독되지 않고 노폐물과 독소가 쌓여 암을 만든다. 넷째, 영양 관점에서 암이 생긴다. 이 네 가지가 비정상화하면 암을 만든다. 이 네 가지 중에 어느 하나의 비정상화라기보다는 대부분 얽히고설켜 발생한다고 보는 편이 맞다.

CHAPTER 03

암은 세포의 산화,
변이의 결과다

정상 세포가 비정상 세포로 변질하는 과정에서 암세포가 된다. 정상 세포가 암세포로 바뀌는 데는 여러 과정을 거친다. 인체 세포에는 세 가지 중요한 구성 요소가 있는데 첫째는 울타리 역할을 하는 세포막, 둘째는 에너지를 만들고 저장하는 미토콘드리아, 마지막으로 유전자가 들어있는 핵이다.

제일 먼저 손상되는 구조가 세포막이다. 이 세포막이 산화하고 손상된 것이 각종 염증이다. 염증은 현대인들이 흔히 앓는 질환으로 간염, 위염, 장염, 폐렴, 신장염, 방광염, 전립선염, 뇌염,

중이염, 관절염, 자궁염, 혈관염, 심근염 등이 있다.

이 염증들은 스트레스, 노폐물과 독소로 세포막이 손상돼 생긴다. 염증은 급성으로 끝나면 큰 문제를 일으키지 않지만, 반복되고, 만성화하면 심각해진다. 암도 대부분 이 만성 염증에서 시작된다.

염증이 계속 진행한 다음엔 미토콘드리아가 산화하고 변이된다. 이 미토콘드리아는 세포 하나에 100개에서 300개 정도 들어있고, 에너지를 만든다. 미토콘드리아가 손상되고 변이되면, 음식을 먹어도 에너지를 제대로 만들지 못한다. 대사 기능이 훼손되는 것이다. 잘 먹어도 늘 피곤하고 기운이 빠진다. 이 단계에서는 세포가 10%밖에 기능하지 못한다. 부전 세포 단계라고 할 수 있다.

이 단계에서는 염증이 더 악화해 경색, 경화, 궤양, 교원병으로 진행된다.

세포의 산화가 더욱더 진행되면, 핵까지 산화하고 변이된다. 핵에는 유전자 DNA가 들어있다. 이 DNA가 손상되면 종양이 생긴다. 지방종, 용종, 근종 이런 양성종양은 현대인 중에 없는 사람이 드물 정도다.

양성종양은 생명에 지장을 주지는 않는다. 그래서인지 대부분 대수롭지 않게 여기는데 이것이 악성화하면 악성종양으로 변질한다. 양성종양은 세포가 변성되는 과정에서 악성종양으로 가는 바로 전 단계이므로 경각심을 가져야 한다.

악성종양은 무한 증식하고 전이되는 성질이 있으므로 인체에 큰 문제를 일으키고 생명까지 위협한다. 이게 고형암, 혈액암이다.

고형암은 각종 조직에 생기는 종양으로 암종(Carcinoma)과 육종(Sarcoma)으로 나뉜다. 암종은 피부, 점막 등 상피세포에 생기는 암으로 각종 장기에 발생하고 육종은 상피세포 밑의 기질 세포에 생기는 암으로 근육, 결합조직, 뼈, 연골, 혈관 등에 생긴다.

정확히 알아야 할 것이 암은 하루아침에 생기지 않는다는 점이다. 세포가 산화 변이되는 과정을 거쳐, 더 쉽게 이야기하면 세포가 파괴되는 과정에서 생긴다. 세포막, 미토콘드리아, 핵 순서로 파괴되고, 마침내 유전자까지 변이되면 암으로 간다.

이 세포를 파괴하는 3종의 폭탄을 정확히 알아야 하는데 앞에서 이미 언급했으니 다시 살펴보기 바란다. 요약하면, 세포막을 파괴해 염증을 일으키는 활성산소, 유해산소가 하나. O_2-가 과잉으로 생긴 수소와 만나 주로 궤양을 일으키는 과산화수소가 또하나. 마지막으로 주로 종양을 만드는 히드록시기(OH-)다.

3종 폭탄 중에 암을 만드는 주범은 OH-다. 다행히 OH-를 없애는 방법이 있다. OH-에 H 하나를 붙이면 물(H_2O)이다. 그러니까 수소수, 수소 가스가 암 치료에 도움이 되는 것이다. 필자도 암 환우들에게 수소수를 만들어 마시게 하고, 수소 가스도 사용한다.

CHAPTER 04

해독과 순환문제로 암이 생긴다

해독과 순환은 같은 맥락으로 봐야 한다. 몸이 정상일 때는 해독이 잘된다. 노폐물과 독소는 대변으로 배출되고, 신장에서 혈액이 걸러져 소변으로 배출된다. 호흡과 땀으로도 노폐물과 독소가 빠진다.

간은 제일 중요한 해독 기관이다. 음식물들이 장에서 흡수돼 간으로 가면, 간에서 대부분 해독되고 대사가 이뤄진다. 따라서 간이 손상되면 문제가 발생한다.

첫 번째 문제는 노폐물과 독소를 만드는 먹거리와 환경오염 물질이 인체가 해독하기 어려울 정도로 들어오는 것이다. 해독 능력을 초과한 노폐물과 독소는 인체에 쌓인다. 또 나이가 들거나 화학 약물, 술, 담배 등으로 간과 신장이 손상되면 정상적으로 해독되지 않아 노폐물과 독소는 더욱 많이 쌓이게 된다.

이제 노폐물과 독소는 혈관, 림프관, 각종 장기조직에 쌓인다. 장기 기능은 떨어지고 혈관은 좁아지며 나중에는 막혀, 세포에 산소와 영양소가 공급되지 않는 상황으로 치닫는다. 그런 다음에는 암세포가 생기고 증식하는 과정으로 나아간다.

인체에 쌓이는 노폐물과 독소는 크게 네 가지다. 먼저 발암물질인 중금속이다. 그중 수은, 납, 카드뮴, 비소가 가장 악성이다. 이 4대 중금속을 비롯한 여러 중금속은 인체에서 각종 문제를 일으킨다.

중금속을 취급하는 사업장에서 일하거나 도로변, 공장지대에 오래 살거나 생선, 특히 회를 즐겨 먹거나 아말감이나 금속성 치아를 하고 있다면 꼭 모발검사 뒤 몸을 해독하기 바란다. 모발 검사는 대체의학 하는 병·의원에서 할 수 있으며 실비보험도 적용된다.

중금속을 해독하는 방법에는 3가지가 있다.

우선 합성물질을 주사하는 킬레이션이다. 미국에서 하던 방법을 국내 몇 군데서 하고 있다. 또 하나는 '3-UP'이라는 회사의 해독 식품을 이용하는 방법이다. 마지막 하나가 필자가 개발한 해독·재생 식품으로 '킬레이션'하는 방법이다. '킬레이션'이라는 해독요법은 음이온 물질을 이용해서 양이온인 중금속을 화학 결합해 빼는 방법을 일컫는다.

두 번째, 간 유독 물질이 있다. 해독에 가장 중요한 간의 기능이 떨어지면 노폐물과 독소가 쌓인다. 간을 손상하는 것들은 약물, 농약, 알코올, 담배, 식품첨가물, 과산화지질 등이다. 특히 약물은 대부분 간에서 대사하는데, 오랫동안 약물을 달고 있으면 간 손상을 피할 수 없다. 농약 또한 대표적인 유독 물질로 우리는 매일 이를 섭취하고 있지 않은가? 과산화지질은 인스턴트 식품에 많이 들어있다.

어느 식품화학자에 따르면, 농약 검출물에 과도한 의구심을 품을 필요가 없다고 말하는데, 정말 어처구니없는 말이다. GMO와 관련해서도 마찬가지다. 피해에 대한 증거가 없다고 문제 될 게 없다는 논리는 과학의 한계라는 점을 명심해야 한다. 필자는 중금속 못지않게 농약과 GMO가 발암의 원인이 된다고 생각한다.

세 번째, 유해균이 만드는 독소다. 인체 세포 수보다 배가 많은 미생물은 대장에 제일 많다. 100조나 되는 장내세균 생태계에서 유해균이 늘면 장에 문제가 생겨 건강을 해친다.

인체가 산화하면 장 환경이 나빠져 유해균이 많이 늘어나고, 이 유해균이 만들어 낸 분비물이 독소로 작용한다. 그래서 만성 질환자는 대부분 장 기능이 좋지 않다. 특히 장의 융모가 크게 망가져 있다.

장 세포 사이로 노폐물과 독소, 세균이 침투해 와, 결국 혈액으로 들어오면 여러 문제를 일으킨다. 이를 '새는 장 증후군'이라고 한다. 장은 인체 면역의 60~70%를 담당하며 인체를 지키는 최전선이다. 이 최전선이 무너지면 대사질환, 자가면역질환, 암 같은 병이 생긴다.

네 번째, 단백질 분해물이다. 현대인들은 고기, 생선, 유제품 등 많은 동물 단백질을 먹는다. 그런데 이 단백질이 모두 아미노산으로 소화·분해되는 것이 아니라 암모니아, 요소, 페놀, 아민, 황화수소, 인돌 같은 단백질 분해물을 만든다. 이것들이 인체를 산화하고 혈관과 각종 장기에 쌓인다.

노폐물과 독소는 혈관에 쌓일 때 제일 먼저 문제를 일으킨다. 먼저 스트레스를 받으면 혈관이 수축하고, 그다음에 노폐물과 독소가 이 혈관에 쌓이면 혈관 벽이 두꺼워져 혈관은 좁아진다. 혈압과 혈당이 오르락내리락하고, 염증이 잘 발생한다. 세포로 가는 산소와 영양소가 부족해지면서 이런 일이 생기는 것이다.

노폐물과 독소를 관리하지 않은 채 그대로 두면 혈관 벽은 더욱 두꺼워지고 좁아진다. 이때는 고혈압, 당뇨 환자가 되고, 염증은 더 악화해서 섬유화, 경화, 궤양 단계로 간다. 부전 세포 단계다.

그다음은 혈관이 완벽히 막히는 단계라고 보면 된다. 주요 혈관이 막히면 뇌경색, 협심증, 심근경색 그리고 망막변성, 만성신부전증 같은 혈관 질환이 생긴다. 세포에 산소와 영양소가 공급되지 않으니 세포의 유전적 변이로 암세포가 생기고 증식한다.

혈액순환에 문제가 생기면 동시에 림프순환 장애도 발생한다. 혈액 찌꺼기들이 림프관으로 들어가기 때문이다. 덧붙여 말하자면 기 순환 장애도 생긴다. 현대의학에서는 아직 인정하지 않지만, 인체에는 '경혈, 경락'이 있다. 이것들이 막히면 기 순환 장애가 온다. 더 정확한 표현은 기혈 순환 장애다. 이때 세포와 면역계가 손상되고, 그 결과로 암이 생긴다.

암의 발생을 병리 과정으로 설명하면 다음과 같다. 노폐물과 독소가 인체에 들어오는 첫 경로는 나쁜 먹거리와 잘못된 식습관이다. 특히 과식, 급식, 폭식, 야식 같은 식습관은 음식물을 소화·분해하지 못하고 결국 연소가 잘되지 않게 한다. 노폐물과 독소는 이렇게 생긴다.

이것을은 먼저 소화기 계통인 위벽과 담도에 쌓인다. 그러면 위와 간 기능이 떨어진다. 그다음에 혈액이나 림프액을 통해서 전신에 퍼진다. 혈액, 림프액 조직액이 끈적끈적해지고 상태가 되고 혈관 벽은 두꺼워진다.

이렇게 혈관, 림프관 순환이 나빠지고 막히게 된다. 그러면 세포에 산소와 영양소가 제대로 공급되지 않아 유전자 변이가 일어난다. 암세포는 저산소 구역에서 젖산 발효로 에너지를 만들어 증식하는데, 이렇게 암이 발생한다.

요컨대, 암의 첫 번째 원인이 노폐물과 독소라고 이해하면 쉽다. 암이 생긴 장기에 노폐물과 독소가 제일 많이 쌓였다고 보면 된다.

노폐물과 독소 다음으로 스트레스가 순환 장애를 일으킨다. 스트레스를 세 가지로 분류해 보면 다음과 같다. 첫 번째, 정신적 스트레스다. 고민, 불안, 초조, 공포, 즉 심리적인 요인이다. 슬픔, 분노도 마찬가지다. 그다음은 육체적인 스트레스, 몸이 혹사당하는 것이다. 과로, 불면, 외상 등이다.

그다음엔 환경적인 스트레스다. 공해, 전자파, 방사선 같은 것이다. 휴대폰은 뇌종양과 침샘암의 원인이 된다. 늘 볼에 대고 있고, 잘 때도 머리맡에 두고 자니 전자파 영향을 받는다. 이보다 더 심각한 것은 전자레인지다. 전자파가 심각한 것으로 알려졌다.

방사선도 암을 발생하게 한다. X선의 방사선 허용량은 1년에 8회 정도지만, CT는 X선보다 훨씬 많은 방사선을 방출한다. 인간이 3년 동안 자연에서 받는 방사선량을 합친 것과 같은 양으로 한꺼번에 쬐는 게 문제다. 그러니 CT도 자주 찍으면 좋을 리 없다. 필자는 필요하면 1년에 두 번 이내로 촬영하라고 한다.

방사선 치료는 더 큰 문제를 일으킨다. 암세포를 파괴하려고 강력한 방사선을 쬐이는데, 약 주고 병 주는 꼴이다. 암세포는 파괴되지만, 발암 작용도 하는 탓이다. 득실을 고려해 사용해야 한다.

정신적, 육체적, 환경적 요인 모두 인체를 손상하게 한다. 이 중에서도 가장 큰 스트레스는 정신적, 심리적 요인으로 스스로 불행하다고 느끼는 마음, 부정적인 마음과 해결되지 않는 갈등, 정신적 외상 같은 것이다.

스트레스가 질병을 일으키는 과정을 병리적으로 설명하면 이렇다. 먼저 실망, 혼란, 외로움, 절망, 분노, 두려움, 죄책감, 부끄러움 같은 심리가 오랫동안 지속하면 스트레스 호르몬이 급격히 증가한다. 그러면 혈관이 수축하고, 혈관이 수축하면 혈액순환 장애가 오고, 이 과정이 반복되면, 노폐물과 독소의 작용처럼 세포에 산소와 영양소가 공급되지 않아서 유전자 변이를 일으킨다.

또 하나 중요한 사실은 세포 자살을 유도하는 단백질의 존재다. 이 단백질이 활동하지 않으면 세포가 자살하지 않고 무한 증식하게 되니, 이것이 곧 암세포다.

CHAPTER 05

암은 대사질환이다

암은 대사 질환으로 볼 수 있다. 2016년에 발간된《암은 대사 질환이다》라는 책 내용은 대체의학, 통합의학 하는 의사들이라면 모두 동의하는 사실이다.

대사 문제로 암이 생기는 과정은 이렇다. 음식의 3대 영양소가 대사과정을 통해서 에너지를 만든다. 포도당이 세포로 들어오면 미토콘드리아의 TCA사이클로부터 에너지가 만들어진다. 포도당 하나가 38개의 ATP를 만든다. 인간은 이렇게 일하고 운동하고 머리도 쓴다.

그런데 그 과정에 문제가 생기면 어떻게 될까? 에너지를 제대로 만들지 못해 피로하고 기력이 떨어진다. 대사 질환자들에게서 영양 상태가 나빠지고, 기력저하가 생기는 이유다.

TCA사이클에서 대사가 정상적으로 진행되지 않으면, 젖산(락테이트)이 만들어지고 과산화물이 생긴다. 이 젖산과 과산화물이 인체에 문제를 일으킨다. 이것들이 인체를 산화하고 암을 만드는 원인이 된다.

이쯤에서 기억해야 할 것은 정상 세포는 모두 포도당으로 에너지를 만들지만, 암세포는 다르다는 점이다. 암세포도 포도당으로 에너지를 만들기는 하지만 두 개의 ATP밖에 생성하지 못한다. 에너지 효율이 굉장히 낮은 것이다.

암세포는 주로 젖산으로 에너지를 만든다. 젖산 하나로 18개의 ATP를 만든다. 또한, 글루타민, 케톤체, 지방산도 활용한다. 암세포가 뭘 먹이로 하는지 알아야 암세포를 죽일 수 있지 않겠는가?

암세포는 살기 위해 정상 세포를 손상한다. 활성산소를 만들어 정상 세포를 파괴하는 것이다. 세포가 손상되면, 즉 미토콘드리아가 산화·변이되면 제대로 대사되지 않아 암세포의 먹이인 젖산이 많이 발생한다.

암세포는 참으로 교활하다. 정상 세포를 파괴하면서 자기 먹이를 만드는 것이다. 이렇게 암세포는 계속 증식한다.

암세포는 정상 세포와 완전히 다른 존재다. 정상 세포는 다세포인 우리 몸을 위해서 본분을 다한다. 즉, 죽을 때가 되면 자연사하고 또 재생된다. 그러나 암세포는 단세포이므로 전체를 위해 복무하지 않는다. 그저 저 혼자 잘 먹고 잘살면 그만이다. 설상가상으로 무한 증식한다. 암세포가 정상 세포의 에너지 흡혈귀라는 표현은 정확하다.

그럼 암세포의 에너지를 빼앗으면 어떻게 될까? 암세포는 굶어 죽는다. 그러려면 정상 세포의 에너지 대사가 잘돼야 한다. 이와 관련한 최신 논문 중에 눈에 띄는 대목이 있다. 〈Cell〉 지에 발표된, 젖산이 암세포의 주요 먹이가 될 뿐만 아니라 암 조직을 보호하는 물질이라는 것이다. 젖산이 암 증식과 전이의 핵심 인자라는 것이 골자다.

정리해보자. 젖산이 많이 만들어지면 몸속 PH가 떨어진다. 몸이 산성화한다는 말이다. 산성화하면 면역은 더 떨어지고, 그 결과 암을 증식하게 한다. 면역세포들이 암세포를 찾아내 파괴해야 하는데 그 기능이 떨어지는 셈이다. 또한, 젖산이 많이 만들어지고 몸이 산성화하면 신생 혈관이 더 많이 생긴다. 그러면 암 증식과 전이가 더욱더 촉진된다.

암 조직의 주변엔 활성산소와 젖산이 많다. 암 환우들에게서는 대부분 6점대로 떨어진 PH를 볼 수 있다. PH가 6.5 이하면 암세포가 생긴다. 따라서 PH를 정상 수치(7.4)로 올리는 것이 암 치유에서 아주 중요하다. 암 조직에는 염증 물질도 과다한데 염증 물질을 만드는 사이토킨이 많이 분비되기 때문이다.

암 조직 주변에 이런 환경이 만들어지는 주된 원인은 산화 스트레스에 있다. 대사질환의 원인은 활성산소를 많이 만들어내는 산화 스트레스다. "암은 대사질환이다"라는 이야기는 이렇게 성립된다.

활성산소는 어떻게 만들어질까? 스트레스와 동물성 포화지방산 섭취, 이 두 가지가 제일 큰 원인이다. 그리고 단당류, 공기 오염물질, 환경호르몬, 중금속 같은 것들도 활성산소를 많이 만든다.

이런 환경, 먹거리, 그리고 스트레스에 노출된 현대인이 어떻게 산성화하지 않은 몸을 상상할 수 있겠는가? 기하급수적으로 늘어나는 암 환자는 어쩌면 당연한 귀결이다.

산성화는 고혈압, 당뇨, 고지혈증, 그 합병증으로 혈관 질환인 심근경색, 뇌경색을 일으키고 암을 만든다. 머지않아 두 명 중 한 명은 대사증후군 합병증으로 한 명은 암으로 사망하는 시대가 도래할 것이다. 산화 스트레스를 억제하는 항산화 물질에 주목해야 하는 이유다.

CHAPTER 06

영양 불균형이 암을 만든다

마지막, 암의 네 번째 원인은 영양 불균형이다. 현대인들은 잘 먹는다. 그런데 외려 많이 먹어서 탈이다. 암도 알고 보면 많이 먹어서 생긴 병이다. 잘 먹는데 웬 영양 문제인가? 항산화 물질이 부족하기 때문이다. 다시 말해, 미네랄, 비타민, 오메가 지방산을 잘 챙겨 먹지 않는다.

필자는 이 중에 미네랄 부족을 첫 번째 문제로 꼽는다. 현대인들 전체가 모두 미네랄 부족증이라고 해도 과언이 아니다. 미네랄 중에 가장 많은 양을 차지하는 것이 칼륨, 칼슘, 나트륨, 마그네슘이다. 이들의 균형도 중요하지만, 미량원소의 결핍과 불균형이 관건이다.

미량원소는 철분, 요오드, 망간, 구리, 아연, 코발트 같은 것들로, 아주 적은 양이지만 인체에서 대단히 중요한 작용을 한다. 암 환우 중 모발검사로 미량 미네랄 수치를 알 수 있는데, 미량원소가 크게 부족하고 불균형으로 나타난다.

CHAPTER 07

암 치료의 대안 전략
1. 식이요법

식이요법의 핵심은 암을 굶겨 죽이는 것이다. 복습해보자. 암세 포는 증식을 위해 활성산소를 만들어 정상 세포를 파괴하고 그 과정에서 자신의 먹이인 젖산을 만든다.

암세포의 먹이를 억제하는 첫 번째 방법이 식이요법이다. 식이 요법의 기본은 자연식, 현미 채식이다. 이렇게 먹어야 하는 첫 번 째 이유는 바로 칼로리 제한에 있다.

채식은 같은 양을 먹더라도 칼로리가 높지 않다. 현대인들 이 섭취하는 칼로리는 엄청나다. 최근 통계를 보면 하루 평균

3,500Kcal를 넘는다.

자연치유아카데미에서는 2,000~2,500Kcal 정도로 먹는다. 칼로리가 높은 음식인 동물 단백질, 지방, 탄수화물을 제한하는 덕분이다. 통곡류, 채소 위주의 식단, 즉 현미 채식은 칼로리가 낮다.

암세포도 포도당을 먹이로 활용하므로 소식과 칼로리 제한이 중요하다. 과식은 암의 가장 큰 원인 중 하나다. 과식하면 에너지가 넘친다. 동물 단백질, 지방, 탄수화물을 많이 섭취하면 비만과 대사증후군을 유발한다. 이러면 호르몬이 과잉 분비되는데, 이때 비정상적인 신호체계가 만들어져 염증을 악화하고 혈관에 혼란을 불러일으켜 암세포를 만드는 신호전달 스위치가 켜진다. 이를 'growth factor signaling'이라고 한다. 이 과정에서 암이 생기고 증식한다.

소식과 칼로리 제한으로 호르몬을 정상화하고 그 결과로 정상적인 신호체계를 회복해야 한다. 염증이 억제되고 혈관도 정상으로 돌아가고 'growth factor signaling'도 억제된다. 그러고 나면 암 증식이 억제되고 암이 더는 발생하지 않는다. 그래서 암 치료의 대안 전략에서 제일 첫 번째가 소식과 칼로리 제한이다.

실천 사항으로는 (육)고기, 생선, 가공식품과 함께 흰 쌀밥, 흰 밀가루, 흰 설탕을 제한하는 일이다. 이들을 제한하는 방법은 현미 채식 외에는 다른 방법이 없다.

소식과 함께 간헐적 단식을 하면 더욱 좋다. 소식과 금식은 에너지 과잉 때 나타나는 암 발생과 증식 과정을 억제하고 간에서 해독 대사를 촉진하게 한다. 간에서 해독과 대사가 제대로 되지 않을 때 암이 생긴다고 했다.

소식은 앞에서도 언급한 것처럼 세 끼 식사를 현미밥 반 공기에 서너 가지 채소 반찬과 과일 반쪽으로 식사하는, 즉 하루 2,000~2,500Kcal를 섭취하는 것이다. 금식은 간헐적 단식이 좋다. 필자는 한 달에 한 번 정도의 2박 3일 단식을 추천한다. 돈들이지 않고 하는 방법 중에 단식만큼 해독과 대사, 면역증강에 좋은 것은 아직 없다.

병원에서는 항암 중인 환우들에게 "무조건 가리지 않고 잘 먹어라"라고 권한다. 그런데 이는 명백한 오류다. 외려 금식과 소식이 항암제 방사선 치료의 부작용을 줄인다는 결과들이 많은 논문에 등장한다. 항암제 독소로부터 정상 세포를 보호한다는 의미다.

일반 병원에서 잘 먹으라는 이유는 항암을 하면 백혈구 혈소판 수치가 떨어지기 때문이다. 그러나 채식과 함께 영양요법을 병행하면 아무거나 잘 먹는 것보다 혈소판 백혈구 수치가 더 좋아질 수 있다.

CHAPTER 08

암 치료의 대안 전략
2. 영양요법

미네랄, 비타민, 오메가 지방산 등 항산화 물질들이 부족하면 인체의 산성화가 진행돼 암의 원인이 된다고 했다. 대표적인 비타민 A·C·E 외에 비타민B군은 간 해독과 에너지 대사에 중요한 작용을 하고, 비타민D는 면역, 항산화 작용, 혈압이나 심혈관 개선에 도움이 된다. 미네랄은 에너지 대사와 항산화 작용을 한다.

비타민보조제를 복용하는 분들이 많은데 합성 비타민은 좋지 않다. 현명한 방법은 천연으로 먹는 것이다. 비타민A는 당근과 같은 붉은색 채소에, 비타민C는 과일 중에서 비타민나무 열매에 가장 많고, 비타민B군은 버섯에 풍부하다. 식품으로 다 섭취하기 어려운 분들은 보조식품을 먹을 수밖에 없는데, 천연인지 확인하고 사 먹자.

오메가 지방산은 항산화 작용뿐만 아니라 세포막의 원료가 되는데, 산화하기 쉬운 피시오일보다는 식물성으로 먹는 편이 좋다.

빠뜨리지 말아야 할 영양소는 아미노산이다. 세포 원료의 90%가 아미노산이므로 세포를 재생하려면 아미노산이 꼭 필요하다. 현미 채식으로는 단백질이 부족하기 쉬워 식물 단백질인 콩과 버섯을 매일 먹어야 하며, 암 환우들은 이것만으로도 부족할 수 있어 식물 단백질을 발효한(분자화한) 아미노산을 복용해야 영양에 문제가 생기지 않는다. 필자는 된장, 청국장이나 낫또, 초콩을 끼니때마다 한 숟가락(5g)씩 먹게 한다.

현미 채식을 열심히 잘했는데도 악화하는 분들을 보게 된다. 대부분 영양에 문제가 있는 경우다. 잘 먹어야 하지만, 양이 아니라 질이어야 한다. 통곡류, 채소, 과일 위주로 항산화 물질들이 풍부한 식품을 잘 챙겨 먹되 여기에 식물성 기름인 들깨나 아마씨 기름, 아미노산이 풍부한 콩을 발효한 식품이나 버섯류를 매일 잘 챙겨 먹어야 한다.

요즘엔 비타민과 오메가 지방산은 많이들 챙겨 먹지만 미네랄은 그러지 못해 턱없이 부족한 형편이다. 이런 통계도 있다. 옛날 사과 1개에 든 철분을 얻기 위해서 지금은 사과 26개를 먹어야 하고 시금치는 19단을 먹어야 한다는 것이다. 끼니마다 몇 접시를 먹어야 한다는 계산이 나온다.

미네랄 중에서는 특히 아연이 중요하다. 아연은 면역, 세포 분열, 대사에 중요한 기능을 하므로 꼭 따로 챙겨 먹어야 한다. 그다음이 셀레늄이다. 셀레늄은 가장 강력한 항산화 물질이다. 우리나라 토양에 부족하므로 따로 챙겨 먹어야 한다.

대부분 셀레늄과 아연은 부족 현상을 겪는다. 그 외에도 구리, 철분, 게르마늄, 망간, 크롬, 몰리브덴 등 우리 인체에 미량이지만 없어서는 안 될 미네랄이 50종이나 된다. 이 다양한 미네랄을 다 섭취해서 부족하지 않게 해야 한다.

이 미네랄들을 섭취하는 방법은 이 성분이 들어있는 미네랄 제품을 선택하는 방법밖에 없다. 참고로 가장 저렴한 미네랄 식품은 소금과 바닷가에서 자라는 함초다. 소금은 구운 소금인 죽염이 제일 좋다.

CHAPTER 09

암 치료의 대안 전략
3. 운동

암에서 운동은 암세포를 굶겨 죽이는 전략이다. 운동으로 근육이 만들어지는데, 그러려면 미토콘드리아 숫자부터 늘어나야 한다. 미토콘드리아 숫자가 늘어나고 그 기능이 좋아지면 에너지 대사가 개선된다. 영양소들이 에너지를 잘 만들고 정상 세포가 건강해진다.

암 환우들은 정상인보다 미토콘드리아 수가 적다. 그러면 미토콘드리아 기능이 떨어져 암세포와 에너지 싸움에서 지면서 암세포의 증식을 허용하게 된다. 정상 세포가 에너지를 잘 만들면 암세포로 가는 먹이인 젖산이 생성되지 않고, 암세포는 굶어 죽게 된다.

특히 근육이 제일 많은 허벅지를 단단하게 만들어야 대사 기능이 좋아지고 암과 싸워 이길 수 있다. 허벅지 근육을 키우는 방법은 산행이 가장 좋지만 어렵다면 앞에서 언급한 스쿼트 운동을 권한다. 자세는 의자를 놓고 앉을 때 의자에 반 정도만 앉는다는 생각으로 내려갔다가 올라올 때는 엉덩이와 허벅지에 힘을 꽉 준다. 의자가 없으면 벽에 기대 아치 형태의 허리 공간에 짐볼이나 탱탱 볼을 넣고 발을 앞으로 반보 내민 뒤 하면 초심자도 넘어지지 않고 쉽게 할 수 있다.

다만 과한 운동은 곤란하다. 과한 운동은 활성산소는 물론 젖산도 생성해 오히려 역효과를 낸다. 자기 체력에 맞게 적당히 운동하고 빠른 달리기, 축구, 테니스 같은 과격한 운동은 피하는 편이 좋다.

필자는 손을 앞뒤로 흔들면서 빠르게 걷는 파워 워킹을 추천하고, 자전거와 수영을 좋아한다면 한 시간 이내로, 운동 후에 몸이 힘들지 않을 정도로만 하자.

CHAPTER 10

암 치료의 대안 전략
4. 에너지 대사 조절

식이요법과 운동은 대사 기능을 좋게 한다. 고혈압, 당뇨병 환자 70~80%는 이 두 방법으로 3개월 안에 약을 졸업할 수 있다. 10~20년 약을 달고 계신 분들이, 대사 기능이 좋아지니까 혈압뿐만 아니라 혈당도 정상화된다.

에너지 대사와 암은 무슨 상관일까? 암을 굶겨 죽이는 더 적극적인 방법은 에너지 대사를 조절하는 약이나 식품을 사용하는 것이다.

'메포민'이라는 당뇨약을 사용하면 암의 미토콘드리아 사멸을 유도한다. 혈당이 떨어지면 암세포로 가는 먹이가 당연히 모자라게 되고 암세포는 굶어 죽는다. '메포민'을 사용하니까 암 환자들이 좋아지더라는 논문과 데이터가 있다. 그런데 문제는 '메포민'에 저혈당의 위험과 간 독성이 있다는 점이다.

화학 약물보다는 에너지 대사를 개선하는 메디칼 푸드를 먹는 편이 좋다. 부작용 없이 대사 기능이 좋지 않은 환우들의 혈압과 혈당을 내리는 데 도움이 된다.

항암 중에 이 당뇨약을 사용하면 항암제가 민감해져 암세포가 더 잘 죽는다는 데이터도 있다. 그래서 항암제 내성도 더 늦게 생긴다. 일반 항암제는 6개월도 채 쓰지 못할 때가 많고 표적 항암제도 1년 이내로 대부분 내성이 생긴다. 그런데 이를 당뇨약이 더 길게 쓸 수 있도록 해준다는 의미다. 이 논문의 주제는 〈암 조직이 만든 대사체가 항암제 내성을 강화한다〉이다. 암세포가 젖산, 케톤, 글루타민 등을 많이 만들면 항암제 내성이 잘 생긴다. 반대라면 항암제에 덜 민감해지고 내성도 덜 생기게 된다.

CHAPTER 11

암 치료의 대안 전략
5. 암세포 주변의 환경을 바꾸는 것

활성산소, 젖산, 염증 물질로 가득한 암세포 주변 환경을 억제해야 한다. 앞에서 언급한 식이요법, 영양요법, 운동, 에너지 대사 조절이 다 이를 위한 방편이다. 이를 좀 더 적극적으로 하는 방법은 항산화 작용, 에너지 대사 조절, 면역 증강 작용을 하는 메디칼 푸드를 사용하는 것이다.

그리고 염증 물질을 억제하기 위해 NK세포를 활성화한다. NK세포는 염증 물질을 과다하게 분비하게 하는 사이토킨을 억제하기 때문이다. 이를 'NK 셀 테라피'라 하는데, NK세포를 활성화해 염증 물질을 억제하는 요법이다.

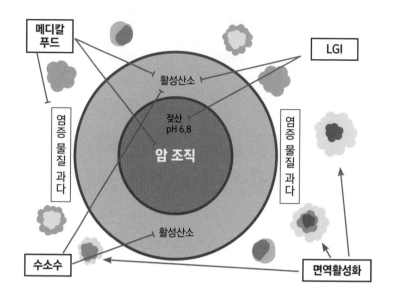

수소수는 활성산소 중 히드록실기(-OH)를 억제하는데, 수소수 먹는 방법은 수소수 발생기를 이용하면 되고, 자연의원에서는 좀 더 효과적인 방법으로 수소 가스를 사용하고 있다.

LGI는 당지수가 낮은 음식을 일컫는다. 흰쌀밥, 밀가루 음식, 감자 등을 피하고 탄수화물 양을 줄여서 먹는 것이 좋다는 의미다. 그래서 현미채식, 소식을 기본으로 하고 식사 순서도 채소-단백질-탄수화물 순이 좋다.

CHAPTER 12

암 치료의 대안 전략
6. 유전자분화요법

암은 후성 유전적 변형으로 생긴 병

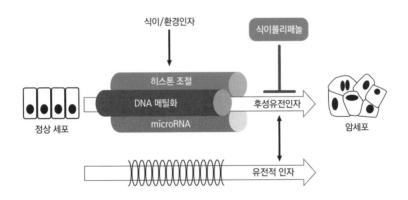

암에 관한 가장 최신의 정의를 살펴보자. 암은 후성 유전적 변

형으로 비정상적인 유전자가 발현돼 생긴 질환이다. 한마디로 암 유전자 스위치가 켜진 것이다.

암이 환경, 식이, 생활습관 탓에 발생한다는 사실은 아무리 강조해도 지나치지 않는다. 이 원인이 유전자를 비정상적으로 발현하게 한다. 히스톤 modification, DNA 메틸레이션, 마이크로 RNA. 이 세 가지가 정상적으로 작동해야 암세포가 생기지 않는데, 여기에 문제가 발생하면 비정상적인 유전자가 발현돼 암세포가 만들어진다.

다행히 이 후성 유전 인자를 바로잡는 물질들이 많이 발견됐다. 천연에 존재하는 것들로 신(자연)이 인간들을 위해 마련해 놓았다고 표현될 정도다. 이 천연물을 이용하면 암세포를 정상 세포로 바꿀 수 있다. 이것이 바로 '유전자분화요법'이다.

암 줄기세포를 제거해야 암을 없앨 수 있다

유전자분화요법을 알기 전에 암 줄기세포를 이해해야 한다. 암 줄기세포는 일반적인 암에서 1~2% 정도 차지한다. 암 줄기세포는 증식해서 종양을 키운다. 정상 세포도 줄기세포가 있어야 재

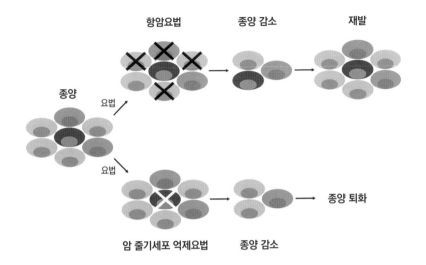

항암요법　　종양 감소　　재발

종양

요법

요법

암 줄기세포 억제요법　　종양 감소　　종양 퇴화

생하는데, 암도 마찬가지다.

항암이나 방사선 치료는 증식하는 일반 암세포는 잘 죽이지만, 암 줄기세포는 죽이지 못한다. 몇 달 동안은 종양 크기가 줄어들지만 얼마 지나지 않아 그 크기대로 다시 자라난다. 암 줄기세포가 살아 있기 때문이다.

암을 근본적으로 없애려면 암 줄기세포를 제거해야 한다는 결론이 나온다. 암 줄기세포는 우선 조직검사 결과로 알 수 있다. 암 줄기세포는 일반 암세포와 완전히 다른 공 모양이다.

조직검사 결과지를 보면, 'poorly differentiated'라는 표현이 나오는데, '미분화한 암, 다시 말해 분화가 덜 된 암'이란 뜻이다. 분화가 잘된 암은 'well differentiated', 좀 더 분화된 암은 'more differentiated'라고 한다. 이 두 경우는 일반 암세포를 뜻한다. 분화가 덜 된 암이 'poorly differentiated' 즉, 암 줄기세포다. 이 글자가 있으면 모두 암 줄기세포라고 보면 된다.

암 줄기세포는 배아줄기세포처럼 공 모양이다. 배아줄기세포는 모든 세포로 분화가 가능한 세포인데, 이 배아줄기세포가 뇌 줄기세포, 간 줄기세포, 장 줄기세포, 근육 줄기세포, 상피조직 줄기세포 등을 만든다.

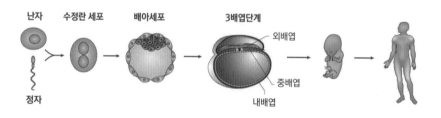

배아줄기세포는 위 그림에서 세 번째에 있는 공 모양으로 정자와 난자가 만나서 분화한 지 12주에 만들어지는 태아 세포다. 여기서 더 분화되면 삼배엽 단계다. 외배엽, 중배엽, 내배엽으로 나

뉘고 여기서부터 장기가 생겨 폭발적으로 성장하고 성체가 되어 아기가 태어난다.

암 줄기세포는 분화 12주 단계의 배아줄기세포와 똑같은 모양과 성질을 가진다. 다시 말해, 암 줄기세포는 분화 12주의 배아줄기세포로 돌아간 것이다. 거꾸로 돌아갔다고 해서 "역분화됐다"라고 말한다. 정상 체세포가 역분화한 것이 암 줄기세포다. 배아줄기세포는 모든 세포로 분화가 가능한 세포라고 했는데, 여기에 암 치료의 가능성이 있다.

암 줄기세포가 만들어지는 두 가지 과정

암 줄기세포가 만들어지는 과정은 두 가지다. 암 크기가 커지면서 중간에 암 줄기세포가 생기기도 하고 처음부터 암 줄기세포가 생겨서 암이 증식하기도 한다.

암 줄기세포가 생기는 첫 번째 과정은 암이 커지면서부터다. 암 줄기세포는 암세포가 약 400만 개 이상 늘어날 때 생긴다. CT로 암을 발견하기 이전부터 암 줄기세포가 생기는 셈이다.

암세포들은 신생 혈관을 만들어 이 혈관을 통해서 영양소와 산소를 공급받는다.

산소와 영양소는 혈관에서 떨어진 세포까지 확산하면서 공급되는데, 암세포들도 마찬가지로 혈관에서부터 150㎛까지는 산소 농도가 일정해서 정상적으로 산소를 공급받는다. 그러나 그 이상 멀어지면 산소 농도가 뚝 떨어지는데, 바로 저산소 구역이 생기는 것이다. 암 줄기세포는 이 구역에서 생긴다.

배아세포 시기에는 엄마 뱃속의 태아가 자궁에 착상해서 영양 공급을 받는데, 자궁의 산소 농도는 3~5%로 저산소 상태다. 그런데 12주가 지나 탯줄이 만들어지고 엄마 피를 받기 시작하면. 태아가 폭발적으로 성장한다. 이때 산소 농도는 엄마 혈액의 산소 농도와 같은 21%다.

암 줄기세포는 배아줄기세포처럼 저산소 구역에서 살 수 있다. 종양이 커지고 신생 혈관으로부터 더 멀어져 저산소 구역이 생기면 암 줄기세포가 생기는 것이다.

암 줄기세포가 생기는 두 번째 과정은 처음부터 배아세포 유전자가 발현되면서부터다. 원인은 영양 부족과 바이러스 감염이다. 엽산, 콜린, 메티오닌 이 세 가지 영양소가 부족하면 배아줄기세포, 즉 암 줄기세포 유전자가 발현된다.

산모들이 꼭 챙겨 먹어야 하는 엽산은 부족하면 유전자 변이를 일으켜 기형을 만든다. 엽산은 녹황색 채소에, 콜린은 계란 노른자·콩·견과류·씨앗 등에 풍부하다.

필자는 암 환우에게 동물성으로는 유일하게 계란을 하루에 한 개는 먹게 한다. 단, 유기 방사 유정란이나 NON-GMO 사료를 먹인 계란이어야 한다. 메티오닌은 아미노산의 일종으로 이 영양소가 부족해도 탈메틸레이션으로 암 줄기세포를 만든다. 이것은 콩을 발효한 식품인 된장이나 청국장, 낫또로 보충하도록 한다.

엽산, 콜린이 결핍되면 'Hedgeheg' 신호를 통해 암 줄기세포를 만드는 스위치가 켜지고 이렇게 처음부터 암 줄기세포가 생긴다.

다음은 헬리코박터 감염이다. 헬리코박터는 위암의 원인으로, 위암 환자 중 헬리코박터가 있으면 처음부터 암 줄기세포가 생긴다. CDX1, SALL4 유전자가 발현되는데, 배아세포 유전자다.

바이러스 감염으로 생기는 암도 있다. B형, C형 간염 바이러스에 의한 간암과 사람유두종바이러스(HPV)와 관련된 암인 자궁경부암, 외음부암, 항문암, 두경부암 등이 여기에 해당한다. 바이러스가 Oct4, Nanog, Sox2 이런 전사인자를 활성화해, 배아세포 유전자가 발현된다.

안타깝게도 현대의학에서 아직 암 줄기세포 치료제는 없다. 다만, 임상이 1상 단계에서 진행되고 있는데, 약으로 개발되려면 10년 정도의 시간이 필요하고, 성공 여부도 장담할 수 없다.

암 줄기세포를 억제하는 천연물

암 줄기세포를 치료하는 천연물은 나와 있다. BRM연구소와 고(故) 제주대 정동기 교수님이 연구·개발한 것인데, 청피, 황금, 삼백초, 자근을 주성분으로 만든 복합 천연물이다.

2018년 2월에 국제저명학술지인 〈Cell Death&Disease〉에 논문이 하나 발표됐다. 제목은 "폐 선암종 세포에서 마이크로RNA 조절을 통한 암 줄기세포 유지 관리 억제"로 폐암 줄기세포로 실험했고, 제주도에 자생하는 삼백초 복합물질이 내성을 가진 폐암의 성장을 조절했다는 내용이다.

이 물질의 작용 기전을 간단히 설명하면, Lin28이라는 암 줄기세포를 촉진하는 단백질을 억제하고, let-7이라는 암 줄기세포를 정상 세포로 분화되도록 하는 마이크로RNA를 활성화한다. 쉽게 말하면 Lin28을 끄고 let-7을 켜서 암 줄기세포를 억제할 뿐만 아니라 정상 세포로 분화하도록 한다는 것이다.

이 물질로 실험한 고려대 김형기 교수의 실험결과를 보면, 셀 (Cell) 실험뿐만 아니라 동물 실험에서도 쥐의 뇌종양 줄기세포가 줄었고, 화학요법과 방사선을 병행한 실험에서도 크게 줄어들었다.

다중표적치료제가 필요하다

암은 암 줄기세포가 만들어진 것 외에도 여러 유전자에 변이가 생긴 것인데, 가령 유방암은 현재 발견된 유전자 변이만 해도 90가지다. 보통 연구 목적으로 하는 암 유전자 검사는 45가지이지만, 병원에서 검사하는 유전자는 10종을 넘지 못한다.

암 유전자 변이에 맞춘 맞춤형 항암 치료제를 '표적치료제'라

한다. 예를 들면 Her-2 유전자 변이가 있으면 '허셉틴'을 사용하고, EGFR 유전자 변이가 있으면 '이레사'나 '타세바'를 사용하는 식이다.

유전자 변이에 맞춘 덕분에 1세대 일반 항암제보다는 조금 더 효과가 있고, 더 오래 사용하고, 부작용도 덜하다는 장점이 있다. 그런데 표적치료제도 몇 달을 더 쓸 뿐이다. 내성이 생기기는 1세대 화학 항암제와 마찬가지인데, 여러 유전자 변이 중 하나의 유전자만 억제하므로 다른 경로로 암이 증식하기 때문이다.

천연물도 여러 가지 표적치료제가 있는데, 현대의학에서 개발된 화학 표적치료제보다 훨씬 많다. IGF2(insulin-like growth factor 2)라는 유전자는 배아줄기세포 유전자로 아주 악성이다. 이 유전자를 억제하는 물질이 '퀘르세틴'이다. 민들레, 엉겅퀴, 양파 껍질에 풍부하다. 이 유전자 변이가 있을 때 민들레, 엉겅퀴를 사용하면 효과적이다. 민들레, 엉겅퀴는 달여서 먹거나 이를 달여서 만든 제품을 활용하면 되고, 양파 껍질은 양파를 껍질째 익혀서 자주 섭취하면 된다.

유방암은 보통 세 종류로 나눈다. 에스트로젠 양성 유방암,

Her-2 양성 유방암, 삼중음성 유방암이다. 유방암도 이와 같이 유전자 변이에 때라서 맞춤형으로 처방을 하는데, 에스트로젠 수용체(Estrogen Receptor) 양성이면, 여성 호르몬이 암을 증식시키는 것인데, 이를 억제하고자 타목시펜과 같은 항호르몬제를 5년 동안 사용한다. 그런데 타목시펜은 자궁내막을 증식시켜 자궁내막암의 원인이 되기도 한다.

타목시펜의 이런 부작용을 완화하기 위해서 타목시펜을 대체해서 사용하는 천연물이 갈근(칡즙)이나 청국장이다. 혹자는 이것이 식물성 여성 호르몬이어서 도리어 암을 증식시키지 않는지 의심할 수 있다. 그런데 식물성 여성 호르몬이 인체에서 나오는 여성 호르몬과 경쟁해서 여성 호르몬 수용체를 막는 효과가 나타난다. 한마디로 여성 호르몬 수용체를 억제하는 효과가 있는 것이다.

병원에서는 콩, 갈근, 홍삼 등 식물성 여성 호르몬이 들어있는 식품을 먹지 못하게 하지만, 최근에는 이와 반대되는 논문이 많이 나오고 있다. 콩이 오히려 암세포의 성장과 전이를 억제하고 유방암, 전립선암, 난소암, 대장암, 자궁내막암에 예방 효과가 있는 것으로 알려졌다.

실제 역학조사 결과, 한국·일본 등 아시아권과 비교해서 콩 섭취량이 상대적으로 적은 미국인들은 유방암, 전립선암의 발생 비율이 높은 것으로 나타났다. 갈근도 타목시펜의 부작용을 완화할 뿐만 아니라 에스트로젠 리셉터 양성인 유방암을 억제하는 데도 효과적이라는 대만 논문이 있다.

Her-2 유전자를 억제하는 것으로는 알로에, 대황이 있고, p53 유전자는 암 억제 유전자로 여기에 변이가 있으면 암이 잘 증식한다. P53을 활성화하는 것은 '레스베라트롤'로 알로에 베라와 포도 껍질에 많다. 그래서 유방암에는 녹즙, 포도즙, 알로에, 갈근 등의 다중표적치료제를 사용한다. 필자는 이것들을 매일 함께 섭취하도록 한다.

위암, 간암, 대장암, 폐암, 췌장암, 담도암 등은 대부분 만성 염증으로 생긴다. 따라서 이 암들은 염증 억제가 중요하다. 염증을 억제하는 물질은 레스베라트롤, 카테킨, 커큐민, 셀레늄 등인데, 알로에, 녹차, 강황, 효모, 십자화과 식물들에 풍부하다.

필자는 이 중에서 알로에, 강황 발효 식품과 함께 케일, 양배추, 브로콜리, 콜리플라워, 청경채 등 십자화과 채소 다섯 가지를 녹즙기로 짠 녹즙을 매일 복용하게 한다.

암 환우들은 녹즙을 하루에 아침저녁으로 200cc 두 잔 정도는 꼭 마셔야 한다. 십자화과 채소가 좋으며 여기에 당근이나 비트를 같이 넣으면 더 좋다. 항산화 물질이 풍부해서 염증을 억제할 뿐만 아니라 암 억제 유전자를 활성화한다.

삼중음성 유방암, 육종암, 림프종, 백혈병 표적 치료 천연물

화학 표적치료제를 쓸 수 없는 암 환우들은 천연물 표적치료제의 도움을 받으면 된다. 천연물은 앞서 이야기했듯이 다중표적 치료제로 사용할 수 있으므로 더 효과적이고 내성도 덜 생기며 부작용이 없다. 표적 항암제보다 더 큰 도움이 된다고 생각한다. 다중표적천연물도 유전자검사결과에 따라서 최대한으로 맞춤형 처방을 하지만 유전자 검사가 아직 10여 가지 정도밖에 허용되지 않고 연구·개발된 천연물도 45종의 유전자 변이에 대해서 50~60% 정도밖에 되지 않기 때문에 아직은 한계가 있다.

그러나 삼중음성 유방암, 육종암, 림프종, 백혈병, 복막암과 같이 표적치료제가 없는 암들에 사용할 수 있는 천연물이 연구·개발돼 있어 암 환우들에게 많은 도움이 되고 있다.

고형암은 대부분 상피세포에서 유래한 암으로 '암종(carcinoma)'이라고 한다. 그런데 육종암은 100% 암 줄기세포로, 상피세포 밑에 있는 기질 세포에서 발생한다. 기질 세포는 상피세포에 영양을 공급하는 세포다. 육종암에는 골육종, 지방육종, 활막육종 등이 있는데, 일반 장기에서 생기지 않고 뼈, 지방, 활막 같은 곳에 생긴다.

육종암은 혈소판 유래 성장인자를 통해서 암이 증식하는 암 줄기세포 암이므로 쉽게 전이되고 침윤하는 악성 암이다. 성장 속도도 일반 암보다 훨씬 빨라서 크기가 10cm 이상 큰 경우도 많다. 수술을 해도 몇 달 만에 몇 cm씩 자란다.

육종암을 억제하기 위해서는 PDGF(혈소판 유래 성장인자), IGF-2(insulin-like growth factor2), NO(일산화질소)를 억제하는 게 중요한데, 이런 작용을 하는 천연물은 청피, 후박, 민들레, 엉겅퀴, 삼백초, 뽕잎, 황화, 단삼이다. 육종암은 이런 여러 천연물을 함께 사용해야 억제할 수 있다.

백혈병에는 '글리벡'이라는 표적치료제를 쓴다. 혈소판 유래 성장인자를 억제하는 것이다. 백혈병, 혈액 종양은 모두 암 줄기세포 암이다. 청피, 후박은 글리벡을 대신하는 물질이다.

암을 제대로 치료하려면, 암 줄기세포를 억제하고 없애는 것과 함께 변이된 여러 유전자를 조절하는 복합 천연물을 사용해야 한다. 이것이 유전자분화요법이다.

다른 만성질환은 해독·재생요법만으로 대부분 해결되지만, 암은 유전자분화요법을 추가해야 한다. 이에 관한 필자의 견해는 자연치유법(해독·재생요법)만 했을 때와 유전자분화요법을 함께했을 때의 치료율 비교를 보면 잘 알 수 있다.

자연치유와 유전자분화요법을 병행한 암 환우의 치료율

2013년에 3개월 이상 자연의원에 입원해 자연치유법을 시행한 암 환우를 대상으로 낸 통계를 보면, 대상자 23명(항암 병행 2명) 중 호전(CT 결과 암 크기 감소 또는 그대로, 종양 표지자 감소)이 9명, 개선(암 증상 호전)이 9명으로 호전율 39%(평균), 호전+개선율 78%로 나왔다. 자연의원의 평균 호전율 20~30%, 평균 호전+개선율 60~70%보다 높은 수치다.

자연의원의 장기 생존율 통계는 아래 표와 같다. 조사대상은

2011년 12월~2013년 8월에 보름 이상 입원·치료한(평균 입원 기간 3.8개월) 암 환자이며, 조사일은 2016년 5월 20일로 퇴원한 지 2년 9개월~4년 5개월 후로 3~4년의 생존율을 낸 통계로 볼 수 있다.

	전체	4기암	그 외
입원 환자 수	565	375(66.4%)	190
생존자	232	55	168
생존율	41.1	14.6	88.4

반면 자연치유와 유전자분화요법을 병행해 치료한 암 환우의 치료율이 자연치유만 한 환우들보다 높게 나왔다. 조사대상은 2016년 5월에 입원해 처방받은 환자 15명으로 2017년 7월 1일에 조사했다. 이 중 3달 후 치료를 중단한 사람이 5명, 6달 후 치료를 중단한 사람이 3명, 1년 동안 지속해서 관리하며 치료한 사람이 7명이었는데, 1년 뒤 결과가 호전 4명, 그대로 2명, 악화 1명

으로 나왔다. 그러니 1년 관리 환자 호전율이 57%(4/7), 그대로 포함이 86%(6/7)이다. 이들 모두가 4기 암 환자였으니 대단한 결과다.

암세포를 정상 세포로 분화하도록 하는 것이 암의 자연치유 원리라면 유전자분화요법과 다르지 않다. 밝혀진 유전자 조절 물질을 사용하느냐, 아니냐의 차이일 뿐이다. 배아줄기세포로 역분화한 암 줄기세포에 산소와 영양소를 공급해서 정상 체세포로 분화되도록 하는 방법인 것이다.

CHAPTER 13

암의 5가지
자연치유법

암의 자연치유는 산소, 영양소, 마음이 핵심이다. 암 줄기세포와 암세포의 증식과 전이가 어떤 환경에서 생기는지 알면 해법이 보인다. 첫째, 산소가 부족할 때, 즉 저산소 구역에서 암 줄기세포가 생긴다. 둘째, 엽산·콜린·메티오닌이 부족할 때. 즉 영양소 부족으로 암 줄기세포가 생긴다. 셋째, 스트레스로 암세포가 증식하고 전이된다. 이 세 가지 환경을 없애는 것이 자연치유법이다.

여기에 두 가지를 더하면, 혈액순환 개선과 면역 증강이다. 혈액순환은 산소와 영양소가 세포로 잘 들어가기 위한 조건을 만들고, 면역을 높이면 암세포를 파괴해서 암을 줄일 수 있다.

정리하자. 암의 자연치유법은 다섯 가지다. 산소, 영양소, 마음, 혈액순환 개선, 면역 증강이다.

암세포와 정상 세포의 차이점

	정상 세포 (자살)	암세포 (무한 증식)
장기 조직 환경	노폐물, 독소 적다	많다
혈액, 림프관 순환	원활	장애
산소	호기성	혐기성(무산소)
에너지	포도당 대사	젖산 발효

필자가 2007년에 《조병식의 자연치유》를 처음 출간했고, 2012년에 《암은 자연치유 된다》를 냈다. 두 권의 책에서 필자는 정상 세포와 암세포의 환경이 다르다는 가설을 세웠다.

내용인즉슨, 정상 세포는 노폐물과 독소가 적고 혈액순환이 잘돼 산소와 영양소가 잘 공급되고 대사 또한 잘되는 환경이다.

하지만 암세포는 정상 세포의 환경과는 반대 환경에서 젖산 발효로 에너지를 만든다. 이 환경을 정상 세포의 환경으로 바꿔주면 암세포 증식이 억제되지 않을까였다.

암 줄기세포는 저산소 구역에서 생긴다고 했는데, 저산소 구역에는 영양소도 들어가지 못한다. 그래서 산소와 영양소가 잘 들어가게 해줘야 한다. 필자는 《암은 자연치유 된다》에서 "암세포가 더는 자랄 수 없는 몸의 환경을 만드는 과정이 암 극복의 열쇠이다."라고 썼다. 이것이 바로 암의 자연치유법이다.

첫 번째 암 자연치유법은 해독이다. 해독은 혈관 청소가 핵심이다. 노폐물과 독소가 많이 쌓여 두꺼워진 혈관 벽의 순환을 개선해야 한다. 주로 '킬레이션'이라는 음이온 작용을 이용해 혈관을 청소한다. 암 환우들은 대부분 장도 좋지 않은데, 장에 쌓인 숙변은 미네랄로 청소한다.

암 자연치유법 두 번째는 혈액순환 개선이다. 일단 혈액을 통하게 해 놓고, 다음으로 순환이 잘되도록 해야 한다. 혈액순환을 위한 가장 좋은 방법은 운동이다. 운동하면 심장 맥박수가 빨라져 혈액을 잘 순환하게 한다. 장딴지는 제2의 심장이라고 일컬어진다. 걸으면 장딴지 근육의 수축·이완으로 혈액을 펌프질한다. 매일 걷기 운동은 필수다. 만 보 걷기를 해보자.

풍욕, 반신욕을 하자. 자연치유아카데미에서는 매일 풍욕을 한다. 운동이 부족하면 매일 하는 반신욕도 좋다. 또, 발목 펌프 운동, 온열치료도 도움이 된다. 풍욕은 유튜브를 보면 여러 영상이 올라와 있으니 참고하자.

발목 펌프 운동은 길이 30cm 정도, 지름 6~10cm 굵기의 통나무, PVC 파이프 혹은 대나무에 양발의 아킬레스건을 대고 바로 누어서 무릎에 힘을 빼고 편 채로 한 발씩 번갈아 20~30cm쯤 들어 그대로 '탕' 하고 떨어뜨려 통나무에 아킬레스건 약간 위쪽을 부딪치게 한다. 그러면 자연히 아킬레스건이 수축하는데, 이 방법을 반복하면 종아리 근육이 수축, 팽창해 혈액을 펌프질하게 된다. 처음에는 아침, 저녁 2회, 양발 합계 200회 정도로 하고, 1회 운동량을 500회로 점진적으로 늘려, 하루 총 1,000회 정도를 매일 반복하는 것이 좋다.

암 자연치유법 세 번째는 산소와 영양소 공급이다. 많은 산소를 마셔야 한다. 산에 산소가 많으니 자연생활이 제일 좋다. 우리 혈액에 필요한 산소 농도는 21%로, 도시와 숲속의 산소 농도는 각각 19%, 21%다. 산소 부족에 미세먼지까지 마시면서 암을 억제하는 몸의 환경을 만들 수 있다면 다행이겠지만, 그러긴 쉽지 않으니 암이 조금이라도 억제될 때까지는 산속 생활이 필요하다. 매일 산행과 산책은 산소를 더 많이 들이마시게 한다.

산소를 많이 들이마실 또 다른 방법은 폐활량을 배로 늘리는 단전호흡과 복식호흡이다. 일부 병원에서 고압 산소통을 이용하기도 하지만, 일시적인 도움일 뿐이다.

산소와 함께 영양소가 암 증식을 억제하고 유전자를 조절한다. 현미 채식을 해야 하는 이유는 영양 때문이다. 암을 치유하는데 항산화 물질, 엽산, 콜린, 메티오닌 등이 필요하기 때문이다.

현미 채식, 자연식을 한다는 것은 가공식품을 배제한다는 의미로, 가공하고 정제할수록 영양가가 사라지는 탓이다. 그래서 통째, 껍질째 먹어야 한다.

자연 농법, 유기농으로 키운 작물도 중요하다. 껍질째 먹기가 어려우면 껍질을 벗기되, 버리지 말고 따로 모아서 물에 끓여 먹으면 된다. 채소 수프가 따로 없다.

잠자리도 중요하다. 암 환우들이 자는 잠자리에는 대부분 수맥 파가 올라온다. 자연치유아카데미 자체 조사로는 90%나 된다. 수맥이 있는 자리엔 유전자 변이를 일으키는 감마선 탓에 암이 발생할 수 있다. 반드시 자는 방에 수맥이 흐르는지 조사해보고, 수맥 파가 없는 자리로 잠자리를 옮기든지 수맥을 차단하는 방법을 쓰든지 해야 한다.

수맥파은 'L 로드'로 찾을 수 있다. 수맥이 흐르는 자리에 가면 평행을 이루던 L 로드가 교차한다. 수맥을 차단하는 유일한 방법은 수정이다. 수정구 4개를 방 모서리에 두면 수맥이 다 차단되는데 수정의 강력한 파동이 수맥파를 밀어내기 때문이다. 수정 매트를 이용하는 방법도 좋다.

암 자연치유법 네 번째는 정신 요법이다. 스트레스를 받고 부정적인 마음을 품으면 아무리 몸을 잘 관리해도 헛수고다. 명상법, 호흡법, 이완요법 등으로 마음을 비우고 정화하자.

이 중에서 핵심은 명상이다. 아침저녁으로 명상음악을 들으면서 조용히 앉아서 마음을 들여다보자. 명상음악은 '수정금'이라는 수정으로 만든 악기로 연주한 음악 CD를 추천한다. 수정 음악을 들으면서 하는 수정 파동 명상을 할 수 있다.

암 자연치유법 다섯 번째는 면역 요법이다. 면역 요법의 기본은 생활관리다. 먼저 자연식, 채식으로 영양을 잘 공급하고, 규칙적으로 운동하며 스트레스를 완화하고, 즐겁고 편안한 마음을 지니는 것이다. 숙면도 면역을 올리는 한 방법이다.

이 네 가지를 기본으로 비피더스 발효식품과 면역 증강물질을 사용하면 면역을 더 끌어올릴 수 있다. 앞에서도 언급했듯이 면역을 올리려면 반드시 장부터 다스려야 한다. 비피더스는 대장의 유해균을 죽여 장을 건강하게 만들어 면역을 올린다. 면역을 높이는 물질은 사람마다 다르지만, 혈액검사를 통해 어떤 식재가 면역을 높이는지 알 수 있다. 할 수 있으면 면역세포 능력검사(림프구 활성도 검사)를 받아보기 바란다.

CHAPTER 14

암 치유 사례로 본
치유 비결과 교훈

암을 치유한 몇 분의 사례를 소개한다. 15년 동안 많은 사례가 있지만, 《암은 자연치유 된다》를 출간한 뒤부터 최근 2년 동안의 사례 중에 암 환우들에게 본보기가 될 만한 이야기를 뽑았다.

암은 관리하기 나름이다

유방암 4기인 이분은 2011년 7월에 유방암 3기로 진단받고 수술, 항암, 방사선 치료를 다 했다. 그런데 2015년 8월, 4년 만에 폐와 흉막에 전이돼 흉막에 4.4cm나 되는 꽤 큰 종양이 생겼다. 통증이 심했고 흉수도 차기 시작하며 호흡 곤란이 있었다.

"항암 하면 1년 더 살 수 있다."라는 의사의 말에 항암 치료는 포기하고 자연치유아카데미 캠프에 2015년 11월에 참가했다. 이분은 처음 필자를 찾아와서 "1년도 못 산다는데, 저에게 해 주실 게 있나요?"라고 물었다. 자연치유를 기대하고 온 건 아니었다.

"1년을 사시더라도 어떻게 사는가가 중요하다고 봅니다. 자연치유는 최소한 편하게 살다 가시는 데 도움이 될 겁니다. 그리고 하기 나름으로 좋아질 수도 있습니다."라는 필자의 대답에 마음이 끌렸던 것 같다. 그 뒤로 1년 동안 자연의원에서 자연생활을 하면서 자연치유 프로그램을 계속했다.

처음 한 달 사이에는 기침, 두통, 어지럼증, 메스꺼움, 흉수, 호흡 곤란이 더 심해졌다. 자연치유는 시간이 필요하고, 진행이 빨라서 항암 치료를 병행하게 했다. 항암 치료는 세 차례 했으나 효과가 없었고 열이 나는 등 부작용이 심해서 중단했다.

이분은 에스트로젠 수용체 양성이어서 항호르몬제 치료를 4월부터 시작했다. 이때부터 유전자분화요법으로 암 줄기세포를 억제하는 천연물인 'BRM270'과 에스트로젠 양성일 때 쓰는 '알로에' '복합 천연물' 그리고 '녹즙'을 처방했다. 한 달 만에 흉수가 크게 줄었다.

두 달 뒤에 찍은 CT에서 암 크기도 줄기 시작했다. 그런데 항호르몬제 부작용이 있어서 항호르몬제 복용을 중단했다. 두 달 뒤에 CT를 찍었는데 종양 크기가 크게 줄었다. 처음 종양 크기가 감소한 것은 항호르몬제의 효과가 주된 것이고, 두 달 뒤에 종양 크기가 줄어든 것은 자연치유와 유전자분화요법의 효과로 본다.

9월 CT 검사 결과를 보면 흉수도 많이 줄고, 폐에 있는 종양의 수와 크기가 줄었으며, 흉막에 있는 큰 크기의 종양이 많이 감소했다. 종양 표지자 CA15-3도 계속 줄었다.

날짜	4/29	6/7	7/29	9/2
CA15-3	24.64	20.76	19.5	18.62

그 후로 한 달 뒤인 11월 초에 하산하고, 시골에 전원주택을 마련해서 살았는데, 두 달 만에 종양이 다시 커지고 흉수가 생겼다. 무척 긍정적이고 열심히 자기관리를 잘하셨던 분이어서 이렇게 빨리 나빠질 이유는 없었다. 생활을 점검해보았다. 1년밖에 못

산다던 사람이 건강해지니, 그간 보지 못했던 많은 지인이 집을 방문했고, 손님 대접하느라 운동도 하지 못하고 스트레스를 많이 받은 것이었다. 암은 그렇게 다시 진행됐다. 운동 부족과 스트레스 때문이었다.

필자는 더는 손님을 받지 말고, 자연치유 생활로 돌아가라고 권고했다. 그 후 한 달 뒤에 CT를 찍었는데, 흉수가 사라졌다. 그 다음 한 달 반 뒤의 CT 결과도 STABLE(안정적), 또 한 달 뒤에도 STABLE로 결과가 나왔다.

암은 이렇게 진행되고 억제된다. 그 이후에 이분은 석 달에 한 번씩 CT 검사를 했는데, 줄다가 다시 커지고, 커지다 다시 줄기를 반복했다. 암이 진행하거나 억제되는 데는 나름대로 이유가 있다. 그래서 필자는 "암이 좋아질 수 있나요?"라는 질문에 "암은 관리하기 나름이다."라고 대답한다.

치료전략을 잘 세워야 한다

대장암 4기인 그녀는 2014년 9월에 간에 전이돼 대장과 간을 수술한 뒤 항암과 방사선 치료를 하지 않고 자연치유 하겠다고 왔다. 2013년 10월에 자연치유아카데미 암 캠프에, 그 이후에도 여러 차례 자연의원의 자연치유 프로그램에 참여했다. 자녀들이 어려서 오래는 있지 못하고 왔다 갔다 했다.

처음 수술하고 왔을 때는 면역(림프구의 활성도)이 1,500도 되지 않았는데, 석 달 뒤에는 2,700까지 올랐다. 이 수치는 7년 동안 자연의원에서 했던 면역력 검사에서 가장 높은 기록이다. 두 번째 면역력 검사에서는 처음보다 80% 올랐다. 이 면역력 수치는 이후에도 한동안 유지됐다(그림).

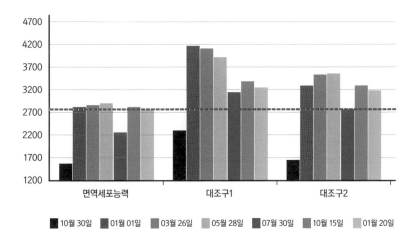

그래프를 보면 6월까지 7개월 동안 잘 유지됐다. 이때 자연치유를 잘했다. 그런데 면역력 수치가 2,200대로 갑자기 뚝 떨어졌다. 그 뒤에 다시 잘 관리해서 또다시 올라가긴 했는데, 이렇게 면역력이 떨어진 데는 다 이유가 있기 마련이다.

그 원인을 찾고자 스스로 평가를 잘해야 한다. 이분은 스트레스가 원인이었다. 두 달 동안 스트레스를 많이 받았는데, 성격이 워낙 내성적이어서 말도 못 하고 꾹 참았던 것이다. 암 환우 중 이런 성격의 소유자들이 많다.

	CEA	스마트암(대장암)
2014. 10	1.02	0.65
2015. 02	1.63	0.55
2015. 05	10.42	0.80
2015. 07	47.9	0.85
2015. 10	211	0.85
2015. 12	359.5	
2016. 01	550.0	2016. 3 항암 시작
2016. 05	4.49	2016. 5 천연물 시작
2017. 02	0.96	

종양 표지자 CEA 결과를 보면, 2015년 5월까지는 크게 오르지 않고 잘 유지됐다. 그런데 7월부터는 크게 올라갔다. 재발이다. 이를 좀 더 정확하게 알 검사법은 '스마트 암 검사'다. 이 검사는 혈액으로 하는데, 암과 관련 있는 19가지 단백 마크를 검사해서 수치화하므로 90% 가까이 정확하다. 이 수치가 많이 올라가는 것을 보니 재발이 분명했다. 이런 경우엔 CT나 PET를 찍게 하는데, 확인해보니 간에 종양이 보였다.

그러나 이분은 자연치유에 신념이 뚜렷해 항암을 하지 않고, 석 달 더 관리했다. 1.4cm이던 종양은 9.5cm까지 커졌다. 석 달 만에 진행은 빨랐다.

이때는 급한 불을 끄는 것이 필요하다. 항암과 수술을 병행하게 했다. 그녀는 다행히 EGF리셉터 양성이어서 표적치료제가 있었다. 몇 차례 항암 결과, 암이 많이 줄어 수술까지 할 수 있었다. 수술 후에도 항암을 몇 차례 더 해서 림프절 크기는 감소했다.

수술과 항암으로 급한 불은 껐지만 림프절에 전이된 종양은 여전히 남아 있었다. 그러면 보통 6달 뒤부터는 종양이 다시 진행한다. 항암 이후의 관리가 중요했다. 그녀는 자연치유법에 전념하면서 씨엔알과 리딤아미노, 암 줄기세포를 억제하는 천연물, EGF 리셉터 양성일 때 처방하는 민들레 엉겅퀴, 알로에, 복합 천연물, 흑삼을 열심히 복용했다. 성과가 있었다. 림프절 크기 감소라는 좋은 결과를 보게 됐다. 그 뒤 6개월마다 찍은 CT에서도 재발 소견 없이 암 크기가 감소했고, 2018년 말에는 종양이 완전히 없어졌다는 진단을 받았다.

그녀는 간호사 출신으로 자연치유아카데미에서 가끔 치유 사례를 발표한다. 필자가 그녀에게 치유 사례를 발표하게 하는 이유는 암 치유를 위해 가장 중요한 전략을 세우는 데 모범이 되기 때문이다.

암을 가지고도 건강하게 살 수 있다

진행성 위암으로 진단받은 박 선생님은 2×3cm의 악성종양이 위의 위쪽에 있어 전절제해야 한다는 말에 수술하지 않고 필자를 찾아왔다. 헬리코박터균으로 생긴 위암이었다. 헬리코박터가 유전자 변이를 일으키는데, 암 줄기세포가 처음부터 생겨서 암이 증식되는 위암이다.

박 선생님은 2016년 5월에 자연치유아카데미 암 캠프에 참여했고 이후에는 일상생활을 하면서 꾸준하게 관리했다. 증상은 많이 완화됐고 두 달 뒤 내시경 검사에서 종양이 반으로 줄었다는 결과를 얻었다.

1년 뒤인 2017년 5월에, 자연치유아카데미 홈커밍데이에 참석했는데 그때도 종양 크기는 변함없었다. 이렇게 박 선생님은 아직도 수술하지 않고 암은 진행하지 않고 있다. 박 선생님은 해독·재생 식품과 암 줄기세포를 억제하는 천연물 등 세 가지 식품을 처방받아 복용했다.

대장암 4기로 필자를 찾아온 또 다른 박 선생님은 2015년 11월에 간에 전이돼 수술과 항암 치료를 했으나 폐로 전이되고 말았다. 항암 치료를 하면서 2017년 9월에 자연치유아카데미 암 캠프를 하고 석 달 동안 프로그램에 참여했다. 그런데도 새로운 종양이 또 생겼다. 항암 치료가 소용이 없었던 셈이다. 필자는 항암 치료를 중단시키고 자연치유에 전념하게 했다.

박 선생님은 항암을 계속해야 한다는 종양내과 의사의 말에 불안해했지만, 필자의 권유를 잘 따른 결과 석 달 뒤에 한 CT 검사에서 종양이 조금 줄어들었다. 지금도 항암 하지 않은 채 잘 유지하고 있다. 종양은 그대로 있다.

박 선생님은 두 달에 한 번씩 꼭 와서 점검받는다. 박 선생님의 치유 비결은 식이요법, 운동, 스트레스 관리다. 체력이 좋아서 보통 4시간씩 산행을 했다. 그리고 처방한 해독·재생 식품, 암 줄기세포를 억제하는 천연물, EGF리셉터 양성에 처방하는 알로에, 뽕잎 해조, 복합 천연물을 꾸준히 복용했다.

이 두 분의 박 선생님은 암을 가지고도 건강하게 생활한다. 처음에는 불안해하기도 했지만, 암이 더는 진행하지 않으면, 암과 건강하게 살 수 있다는 필자의 이야기를 믿고 잘 따른 것이다. 어떻게든 암을 없애려고 무리하게 수술하고 항암, 방사선 치료를 해야 한다고 생각한다면 한 번쯤 고려해보길 바란다.

유전자분화요법이 악성 유전자를 잠재우다

B세포 림프종을 진단받은 배 선생이 필자를 찾아온 것은 2017년 6월이었다. 림프종, 백혈병 같은 혈액 종양은 암 줄기세포 암으로 치료하기 대단히 어렵다.

배 선생은 B세포 림프종 중에서도 가장 악성으로, 악명 높은 유전자 변이가 있었다. Bcl-6와 C-Myc 양성으로, 이 두 가지가 나오면 더블히트라고 한다. 예우가 가장 나쁜 림프종이라는 뜻이다. 배 선생은 6개월 선고를 받았다.

췌장과 장막 주위 혈관에 종양이 생겨서 통증이 심했는데, 항암을 3차까지만 하고 온 배 선생은 암 캠프에 참여하고 10개월 동안 2차 프로그램을 했다. 10개월 동안 배 선생은 병원도 가지 않고 검사도 하지 않았지만 아무런 불편함을 느끼지 못할 정도로 건강해져 하산했다.

배 선생과 같은 종류의 B세포 림프종으로 상담 오는 분이 또 있었다. 이분은 두경부에 생긴 종양이 항암으로 없어졌다고 좋아했는데, 3개월 만에 전이돼 필자를 찾아왔다. 이분이 필자에게 상담한 내용은 병원에서 또 항암 하자는데 어떻게 해야 할지 조언해 달라는 것이었다. 필자는 배 선생 사례를 꺼냈다. 그러나 그 뒤로 그분 얼굴을 볼 수 없었다. 림프종은 처음에는 항암으로 효과를 보지만, 대부분 재발을 피할 수 없다.

처음 들어왔을 때, 배 선생은 필자를 많이 괴롭혔다. 3개월 동안 필자를 따라다니며 "좋아질 수 있습니까? 좋아질 수 있습니까?" 하며 채근하듯 물었다. 그러던 사람이 이후로는 일절 같은 질문을 하지 않고 그저 묵묵하게 지냈다. 처음에는 까칠했던 사람이 얼굴도 많이 밝아지고, 둥글둥글해졌다.

배 선생에게는 해독·재생 식품과 암 줄기세포를 억제하는 천연물, 알로에, 프로폴리스, 다중표적천연물을 처방했는데, 필자는 그 어려운 악성 유전자를 잠재울 수 있었던 것이 유전자분화요법 덕분이라고 확신한다.

자연치유는 일상의 결과로 만들어진다

2016년 12월에 직장암 3기로 진단받은 그녀는 항문에서 5cm 위에 종양이 자리 잡고 있어 바로 수술은 불가능했다. 항암과 방사선 치료로 크기를 줄여서 수술하기로 했는데, 방사선 치료만 몇 차례 하다가 그만두고 필자를 찾았다.

12박 13일 캠프에 참여한 뒤 일상으로 돌아가 수술하지 않고 자연치유아카데미에서 배운 대로 생활한 지 1년 만에 CT를 찍었는데 크기가 꽤 줄어들었다. 두꺼워져 있던 직장 벽이 개선되고 림프절에 전이된 종양이 없어지는 등 결과가 좋았다. 2018년 4월에 CT 검사 결과, "종양 소견 없음. 매스 없음."이라는 결과를 얻었다.

단지 12박 13일 캠프에만 참여한 데다가 서울에 살면서 직장생활을 계속했는데도 의외의 결과가 나왔다. 직장암 3기 정도면, 일상생활에 직장생활로 자연치유에서 요구하는 식이요법, 운동, 스트레스 관리가 쉽지 않기 때문이다.

"일상생활하면서 쉽지 않을 텐데 가능하겠냐?"라고 몇 번을 물었지만, 그녀는 "두려움이 전혀 없어요. 1년 뒤에 그 결과를 보여드리겠습니다."라고 자신감을 내보였다. 필자는 가능성을 염두에 두고 도움을 드렸다.

CT 검사 목적으로 간 병원에서 야단을 맞으면서도 정기검사를 했다. 종양 내과의가 "왜 항암을 안 하냐? 수술은 왜 안 하냐? 좋아질지 두고 봐라." 이렇게 이야기했다고 한다.

그녀는 흔들림 없이 자연치유에 전념했다. 직장에 채식 도시락을 싸서 다녔고, 운동은 요구하는 만큼은 아니지만 할 수 있는 한 실천했다. 굉장히 밝고 긍정적인 성격으로 스트레스를 잘 받지 않았다.

종양이 없어졌음을 알고 병원의 종양 내과의에게 "나는 자연치유란 걸 했는데 당신도 좀 배워라. 자연치유아카데미라는 데가 있다. 이 사이트 한번 들어가 봐라"라고 큰소리를 치고 왔다고 한다.

필자가 그녀에게 처방한 것은 해독·재생 식품, 암 줄기세포를 억제하는 천연물 알로에, 흑삼이다. 필자는 노파심에 "완전히 없어진 것은 아니다. 눈에 보이지 않을 뿐이다. 관리하지 않으면 재발할 수 있다. 앞으로 최소한 2~3년은 계속 관리해야 암에서 벗어날 수 있다."라고 했다. 그러나 그녀는 암을 잘 극복할 것이다. 자연치유를 상당히 잘 이해하는 데다가 실천하는 덕분이다.

그녀는 조병식TV와 한 인터뷰에서 이렇게 말했다. "저는 이미 자연치유 방식대로 일상을 체계화했습니다. 그대로 계속 실천하면 되리라고 생각합니다. 식사도 크게 불편하지 않습니다. 친구들과 외식을 해도 친구들은 고기를 먹고, 저는 밥과 채소를 먹습니다. 이런 부분에서 스트레스를 받으면 살 수가 없겠죠. 저는 이 환경에서 굉장히 자유로워졌습니다. 마음이 편하므로 이대로 계속 실천할 겁니다."

모든 이들의 균형과 평화를 꿈꾸며

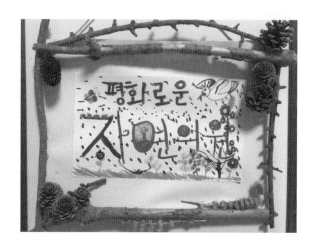

자연마을 휴게실과 식당에는 환우들이 기증한 여러 개의 액자가 걸려 있다. 그중에서 필자가 가장 아끼는 것은 재작년 봄에 엄마를 따라와서 자연마을에 두 달 동안 살다간 9살 소녀 지인이가 남기고 간 작품이다. 종이 그림에 나뭇가지를 둘러서 만들었는데, 여기에 '평화로운 자연의원'이라는 글이 쓰여 있다.

필자가 작명한 자연의원도 좋지만, 그 앞에 붙은 형용사가 더 마음에 든다. '평화로운'은 그 어린아이의 눈으로 보고 붙여준 말이니, 거짓이 아닐 것이다. 우선 자연의원에, 자연마을에 사는 사람들이 평화롭고, 해발 500고지의 마을, 숲, 자연이 평화롭다.

필자가 이루고자 하는 치유는 바로 균형과 평화다. 몸, 마음, 그리고 에너지의 균형과 평화, 그 상태가 생명이요 건강이다. 우리 사회와 세상도 마찬가지다. 그 안에는 불균형과 싸움이 늘 공존한다. 완전함이 이상형이 아닌 이유다. 늘 조절과 관리가 필요하다. 우선 나 자신을 위해서, 또 가족과 이웃과 나라와 지구를 위해서도 그렇다.

균형과 평화, 치유를 위해서는 신호를 보낼 때 알아차려야 한다. 몸, 마음, 그리고 에너지의 불균형과 싸움이 일어나는 현상이 바로 신호인데, 많은 사람이 이를 알아채지 못하거나 무시한다. 처음에는 큰일이 없다. 그저 조금 불편할 뿐이다. 그러나 이것이 반복되면 나중에는 돌이킬 수 없을 정도의 병이 생기고 악화한다. 우리 사회와 지구도 환경이 파괴되면서 불균형 상태로 치달아 평화롭지 못하다.

자연마을에 방문한 이들은 처음에는 대부분 평화롭지 못하다.

살면서 온갖 스트레스에 몸과 마음에 병이 들었기 때문이다. 그러나 열흘쯤 지나면서 얼굴에 평화를 찾기 시작하고, 한 달쯤 지나면 몸과 마음에도 평화를 찾기 시작한다. 치유가 시작되는 것이다. 평화로운 자연과 자연마을 안에 살면서 스스로 치유하기 때문이다.

가장 먼저 치유를 추구해야 한다. 다음으로 치유를 위한 실천이 따라야 하고, 그다음에는 이를 꾸준히 끈기 있게 해야 한다.

필자는 15년 세월을 산에서 보내며 여전히 능력이 부족하다고 느낀다. 다만 치료자가 아닌 치유자로 살고자 노력하면서, 자연의 물질과 에너지, 균형과 평화를 자연마을을 찾는 이들에게 전달하고, 또 이들과 이 책을 통해 조금 더 많은 사람에게 전달되기를 바랄 뿐이다.

평화로운 자연의원에서

조병식 씀